Constanze Grüger

Bewegungsspiele

für eine gesunde Entwicklung

Psychomotorische Aktivitäten
für Drinnen und Draußen zur Förderung
kindlicher Fähigkeiten und Fertigkeiten

Illustrationen: Anne Wöstheinrich

Ökotopia Verlag, Münster

Impressum

Autorin: Constanze Grüger

Illustrationen: Anne Wöstheinrich

Satz: Studio Bandur, Idstein-Wörsdorf

ISBN: 3-936286-00-0

4 5 6 7 · 09 08 07 06

Inhalt

Einleitung

Die Lebensbedingungen unserer Kinder haben sich in den letzten Jahren sehr verändert. Leider führt dies auch zu einer Verminderung der Bewegungsangebote. Vielfältige Bewegungsanlässe bestehen heute nicht mehr: So musste z. B. die schöne, große Wiese einem Parkplatz weichen oder das Waldstück dem Neubaugebiet. Heute ist die Dorfschule eine Seltenheit und die Kinder haben schon lange Bus- oder Autofahrten hinter sich, bis sie die Schule erreichen. In den meisten Wohnungen ist der kleinste Raum nach dem Gäste-WC das Kinderzimmer usw.
Dies sind nur einige wenige Beispiele für die Einschränkung der Bewegungsfreiheit unserer Kinder. Dass diese Defizite konkrete Auswirkungen haben, wird spätestens dann deutlich, wenn sich bei unseren Kindern bereits früh gesundheitliche Probleme zeigen. So führen gerade Übergewicht, Ausdauer- und Haltungsschwäche die Hitliste der Ergebnisse bei den jährlichen Einschuluntersuchungen an.

Ganz abgesehen von diesen gesundheitlichen Defiziten resultieren aus dem Bewegungsmangel sehr oft weit reichende Auffälligkeiten in Seele und Geist. So kann z. B. ein Defizit in der räumlichen Wahrnehmung entstehen, wenn ein Kind selten Höhenunterschiede durch Klettern oder Springen von Mauern und Bäumen erfährt. Oft werden Kinder durch solche Wahrnehmungsstörungen in eine Rolle gedrängt, aus der sie lange Zeit keinen Ausweg finden und gelten in der Klasse oder Gruppe als Tollpatsch. Darunter leidet besonders ihr Selbstbewusstsein und die Kinderseele kann großen Schaden nehmen. Solche Probleme äußern sich oft wiederum in Verhaltensauffälligkeiten, womit das mangelnde Selbstbewusstsein kompensiert wird – eine nicht immer leicht zu durchschauende Kettenreaktion. Viele Untersuchungen haben außerdem ergeben, dass gewisse Bereiche der Bewegung und Wahrnehmung eng mit dem Problem Lernschwierigkeit zusammenhängen.
Da diese komplexen Verknüpfungen von Bewegung, Wahrnehmung, Lernverhalten und Intelligenz mittlerweile bewiesen sind, fordern ExpertInnen schon seit Jahren, mehr Bewegung in das Kinderleben zu bringen.

Wer Kinder in ihrer Entwicklung fördern bzw. ihnen helfen möchte, sich gesund zu entwickeln, wird dies allerdings nur durch möglichst vielfältige Bewegungsangebote erreichen. Oft denken Eltern, dass sich ihre Kinder genügend bewegen, weil sie doch den ganzen Tag draußen sind und Fußball spielen. Natürlich ist es erfreulich, wenn sich Kinder an der frischen Luft bewegen, aber durch ein einziges, immer gleiches Spiel werden viele Komponenten der Bewegung nicht angesprochen. Diese bleiben auf der Strecke und später wundern sich Eltern, warum ihr Kind Verhaltensauffälligkeiten zeigt.

Erst das Ausleben von Bewegungen in ihrer Vielfältigkeit befähigt Kinder, sich mit sich selbst und ihrer Umwelt auseinander zu setzen und sie zu verstehen. Für die gesunde Entwicklung der Kinder ist deshalb eine breit angelegte Bewegungserfahrung unerlässlich.
Aus diesem Grund bietet Ihnen das vorliegende Buch zahlreiche unterschiedliche Spielideen, um Kinder in ihrer gesunden Entwicklung zu unterstützen.

Was ist Psychomotorik?

Psychomotorik bedeutet die Verbindung des körperlich-motorischen Bereichs mit dem geistig-seelischen Bereich.
Zunächst fand die Psychomotorik ihre Anwendung in der Psychiatrie, doch später hat sich das Wissen um ihre elementare Bedeutung für Therapie und Pädagogik immer weiter durchgesetzt. Heute steht fest, dass nicht nur behinderte und verhaltensauffällige Kinder von dieser Form der Förderung profitieren, sondern dass die Psychomotorik die gesunde Entwicklung aller Kinder und auch Jugendlichen positiv beeinflusst. Sie wird deshalb nicht nur bei motorisch auffälligen Kindern oder Kindern mit extremen Einschränkungen der Bewegungsräume angewandt, sondern stellt mittlerweile die Gundlage einer ganzheitlichen Erziehung dar, um Kinder in ihrer gesamten Persönlichkeit zu fördern, und geht damit weit über reine Bewegungserziehung hinaus.

Da die Psychomotorik besonders durch die Verbindung zwischen dem körperlich-motorischen Bereich, also der Bewegung, und dem geistig-seelischen Bereich charakterisiert ist, wird der Zusammenhang dieser beiden Bereiche im Folgenden genauer erläutert.

Bewegen und Wahrnehmen

Wenn sich Kinder bewegen, erhalten sie eine Rückmeldung über die unterschiedlichsten Dinge. Zum Beispiel läuft ein Kind über den Boden und nimmt dabei mit jedem Schritt die Beschaffenheit des Bodens war: Ist der Boden weich und gibt etwas nach, ist es eine Wiese mit kleinen Löchern, liegen hier Kieselsteine oder ist die Fläche geteert? Wie sich der Untergrund wirklich anfühlt, kann das Kind nur wahrnehmen, wenn es tatsächlich selbst darüber läuft. Ebenso können Kinder ihre Umwelt hörend, sehend, schmeckend und riechend erforschen. All diese Erfahrungen sammelt das Kind über Bewegung. Es erhält dabei zahlreiche Informationen über seine Umwelt, die so individuell sind, dass es unsinnig erscheint, einem Kind mit Worten zu erklären, wie sich ein Schafsfell anfühlt – um das beurteilen zu können, muss das Kind eine solche Erfahrung selbst machen.

Damit Kinder Vergleiche anstellen können und auf ein möglichst breites Repertoire an unterschiedlichen Erfahrungen zurückgreifen können, brauchen sie viele verschiedene Materialien für ihre Entdeckungstouren (s. S. 11: „Alltagsmaterialien“).

Kinder nehmen aber über Bewegung nicht nur ihre Umwelt wahr, sondern vor allem auch ihren eigenen Körper. Sie erhalten erst eine Rückmeldung über ihre Außenmaße, wenn sie z. B. im Wasser spielen, oder wenn sie am ganzen Körper massiert werden, sich auf dem Boden wälzen usw.
Eine funktionierende Eigenwahrnehmung ist die Voraussetzung für Kinder, sich mit ihrer Umwelt angemessen auseinander setzen zu können. Erst wenn ein Kind beispielsweise seine Körpermaße richtig einschätzen kann, weiß es, ob es durch die kleine Lücke oder den Spalt kriechen kann. Das Zusammenspiel von Wahrnehmung und Bewegung ist demnach unerlässlich für eine gesunde Entwicklung unserer Kinder.

Bewegen und Fühlen

Diese Verknüpfung zeigt sich im Alltag immer wieder. Wir können oft den Gemütszustand eines Menschen an seiner Körperhaltung, seinem Gang oder Gesichtsausdruck ablesen.
Viel deutlicher wird das Zusammenspiel von Bewegung und Gefühlswelt bei Kindern. Wenn sich ein Kind ärgert oder wütend ist, dann ist das meist unübersehbar: Das Kind trampelt auf dem Boden, bewegt sich heftig oder sitzt kauernd in der Ecke. Erleben Kinder eine tolle Überraschung, springen sie vor Freude in die Luft. Dies zeigt uns, wie sehr Kinder ihre Gefühlswelt über die Bewegung nach außen kehren.

Aber auch die Umkehrung funktioniert. Biete ich einem Kind eine Bewegungsform an, die es sehr gerne macht, z. B. auf Bäume klettern, so erzeugt dies Freude bei ihm, und wenn es herunterspringt und sicher landet, auch noch Stolz. Wenn Sie beim Klettern aber selbst daneben stehen und Ihre Angst zeigen, dass es herunterfallen könnte, oder dass Sie die Höhe für nicht angemessen halten, dann übertragen sich Ihre Zweifel auf das Kind. Es wird immer Unbehagen, Angst und Versagen mit dieser Bewegungsform verbinden. Es wird denken, dass es dazu nicht fähig ist und um den nächsten Baum lieber einen Bogen machen.
Für die Motivation zur Bewegung und das Selbstbewusstsein und Zutrauen von Kindern ist es deshalb wichtig, dass ihr natürlicher Bewegungsdrang mit positiven Gefühlen und Rückmeldungen unterstützt wird.

Bewegen und Lernen

Psychomotorik heißt auch, seine Umwelt zu begreifen und sich dieser anzupassen oder sie für sich selbst passend zu machen. Ein Kind ist draußen und hüpft auf der Wiese. Irgendwann sucht es sich vielleicht einen großen Stein, über den es springen kann, später steigt es auf eine kleine Mauer und hüpft von dieser herunter oder es springt sogar von den Stufen einer Treppe auf den Boden.
An diesem Beispiel sehen wir, wie der kognitive Prozess mit Bewegung zusammenhängt: Das Kind sucht sich nach und nach eine neue Herausforderung und lernt dabei, welche Gegenstände ihm helfen, damit es noch weiter springen kann. Spielt das Kind dagegen auf einem gepflasterten Hof Hüpfkästchen und übt, nicht auf die Linien zu treten, passt es sich in seinen Bewegungen seiner Umwelt an.
Auch wenn ein Kind über eine Wippe geht, versteht es erst durch die Bewegung, wie eine Wippe funktioniert: Wenn ich bis zur Mitte gehe, laufe ich nach oben, dann kippt der Balken und ab da laufe ich nach unten. Viele Kinder, die zum ersten Mal die Erfahrung mit einer Wippe machen, erforschen sie auf diese Weise. Sie stehen fast nur in der Mitte und machen einen Schritt nach vorn und einen nach hinten, um so zu lernen, was hier passiert.
Diese Erfahrung kann ein Kind aber nur sammeln, wenn es selbst über die Wippe geht. Würde ihm ein Erwachsener erklären, wie eine Wippe aufgebaut ist, könnte das Kind dies nur schwer begreifen. Erhalten Kinder aber die Gelegenheit ihre Umwelt durch aktive Bewegungen zu erforschen, verstehen und lernen sie wie von selbst.

Bewegen und Kommunikation

Wenn Kinder beginnen, sich selbst und ihre Umwelt spielerisch zu erfahren, nehmen sie bald auch andere Kinder wahr und probieren aus, wie sie mit ihnen in Kontakt kommen und kommunizieren können. Bei diesen Erfahrungen spielt wiederum Bewegung eine große Rolle für Kinder, denn sie erhalten oft ihre Wertschätzung und Anerkennung von anderen Kindern über Bewegung im gemeinsamen Spiel. Kinder klettern zusammen auf Mauern und springen wieder herab, sie laufen um die Wette, spielen Seilspringen oder toben miteinander. Auch die Kontaktaufnahme mit fremden Kindern z. B. auf dem Spielplatz geschieht über die Bewegung. Manche Kinder tun dies, indem sie ein anders Kind streicheln oder auch schubsen, sich mit Sand bewerfen und auf einmal Fangen miteinander spielen.

Oder die Kinder spielen alle mit einem Ball. Hier ist es notwendig, Absprachen zu treffen und sich an Regeln zu halten. Die Kindergruppe, die bei einer Staffel gewinnt, hat ein gemeinsames Erfolgserlebnis, was besonders ihrem Selbstbewusstsein zugute kommt.

Was passiert aber mit Kindern, die sich nicht viel bewegen, weil es im Elternhaus aus verschiedenen Gründen vernachlässigt wurde, keine Bewegungsräume in ihrem Umfeld vorhanden sind, der Kindergarten andere Prioritäten setzt usw.? Diesen Kindern fehlen die Erfolgserlebnisse, die für ihr Selbstbewusstsein und ihre Anerkennung bei anderen Kindern unerlässlich sind. Sie spielen oft alleine, trauen sich nicht viel zu, halten sich beim Spielen nicht an Regeln oder sind ruhig und schüchtern, fast dankbar, wenn sie nicht zum Mitspielen aufgefordert werden. Oft zeigen solche Kinder früher oder später Kommunikationsstörungen, da sie kaum Gelegenheit haben im Umgang mit anderen Kindern ein differenziertes Kommunikationsrepertoire zu entwickeln.

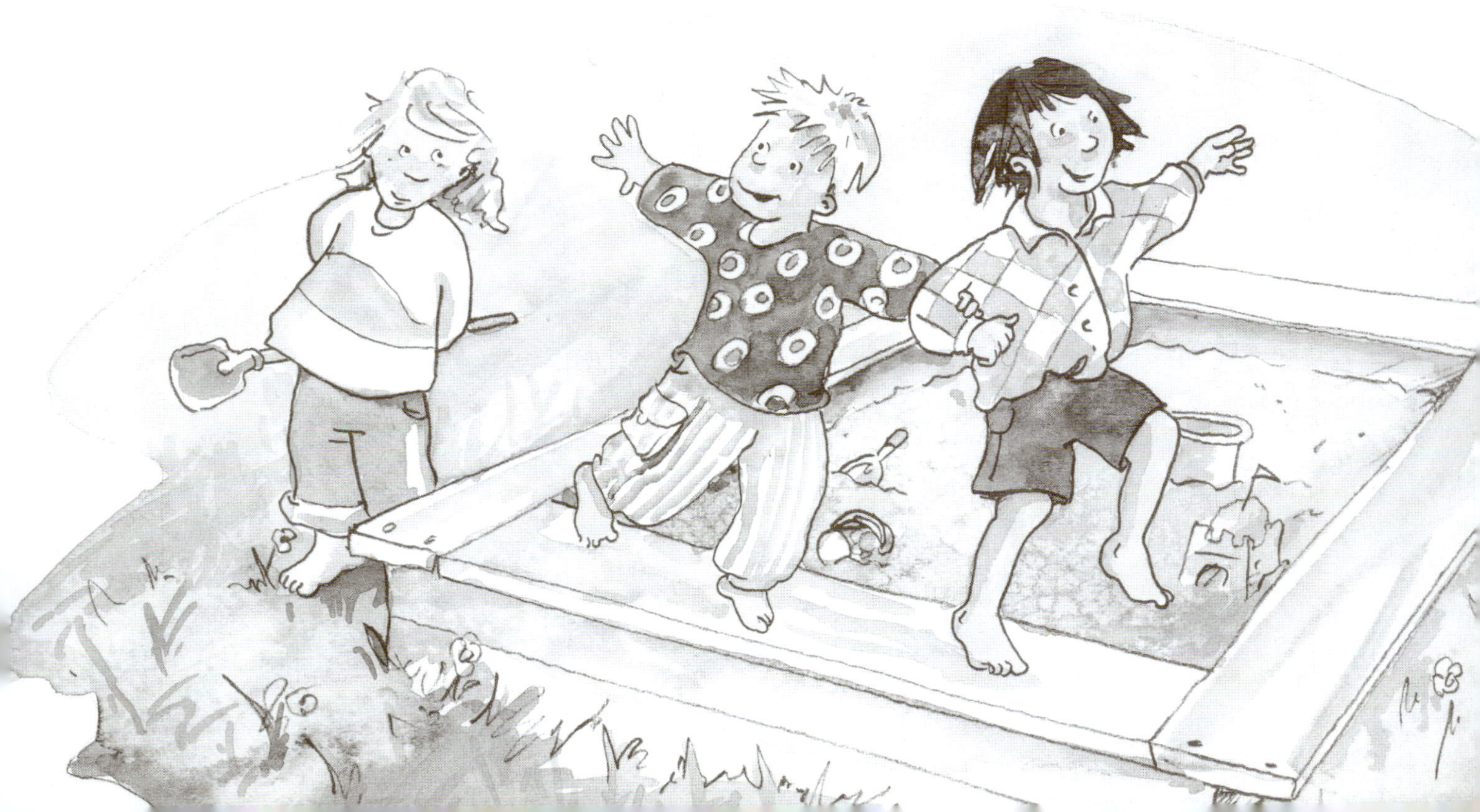

Bewegungsbausteine der Psychomotorik

Die Psychomotorik besteht aus vielen einzelnen Bausteinen, wobei nachfolgend die meisten genannt seien: Grobmotorik, Feinmotorik, Gleichgewicht, Konzentration, Entspannung, Wahrnehmung, Reaktion, Ausdauer, Koordination und Geschicklichkeit.

Diese Bausteine bilden das Fundament für alle weiteren kindlichen Entwicklungsstufen. Je mehr von diesen Bausteinen nicht ausgeprägt oder gar nicht vorhanden sind, desto instabiler wird der Aufbau, nämlich die Fertigkeiten, die Kinder ab dem Schulalter lernen. Und die Auswirkungen der Defizite zeigen sich früher oder später. Stellen Sie sich vor, Sie bauen ein Haus, dessen Grundmauern mit unterschiedlich großen Steinen gemauert sind. Egal, wie sehr Sie sich bemühen, die anderen Stockwerke gerade zu bauen, dieses Haus hat immer eine Schieflage, bekommt Risse, Steine bröckeln ab, wenn Sie das Fundament nicht ausgleichen.

Schon oft hat sich herausgestellt, dass die ersten großen Schwierigkeiten in der Grundschulzeit auftauchen. Da wundern sich Eltern plötzlich, warum ihr Kind immer noch die Buchstaben „d", „b", „q" und „p" verwechselt. Das Verwechseln dieser Buchstaben basiert auf einer Störung des Lagesinns: Diese vier Buchstaben haben alle die gleiche Form, doch durch Drehen oder Spiegeln werden daraus vier verschiedene Buchstaben.

Dies ist nur ein Beispiel von vielen, die Eltern Sorgen machen, weil sie denken, ihr Kind könnte „dumm" sein. Manche nehmen sich daraufhin besonders viel Zeit, um gemeinsam Hausaufgaben zu machen und stellen frustriert fest, dass auch die täglichen Diktate nach zwei Wochen nichts geholfen haben. Das können sie auch nicht, denn zunächst muss die Lücke im Fundament geschlossen werden, um darauf aufbauend weitere Fertigkeiten entwickeln zu können.

Es gibt eine Fülle von Beispielen, wo sich Bewegungsdefizite in Lernschwierigkeiten oder Verhaltensauffälligkeiten ausdrücken, u. a. Konzentrationsschwäche, Aggressivität, Ungeduld, Hyperaktivität und Sprachprobleme.

Einige Institutionen wie Turnvereine, Kindergärten und Grundschulen haben dies erkannt und ihr Konzept auf eine psychomotorische Basis gestellt. Sie haben alle sehr gute Erfahrungen damit gemacht: Die Kinder sind z. B. wesentlich ausgeglichener, denn sie können ihrem Bewegungsdrang freien Lauf lassen. Vor allem das Sozialverhalten habe sich sehr zum Positiven verändert, berichten viele ErzieherInnen und ÜbungsleiterInnen.

Die vielfältige Bewegungserfahrung, wie sie die Psychomotorik vorsieht, bietet Kindern eine grundlegende Basis für ihre weitere Entwicklung in allen Lebensbereichen.

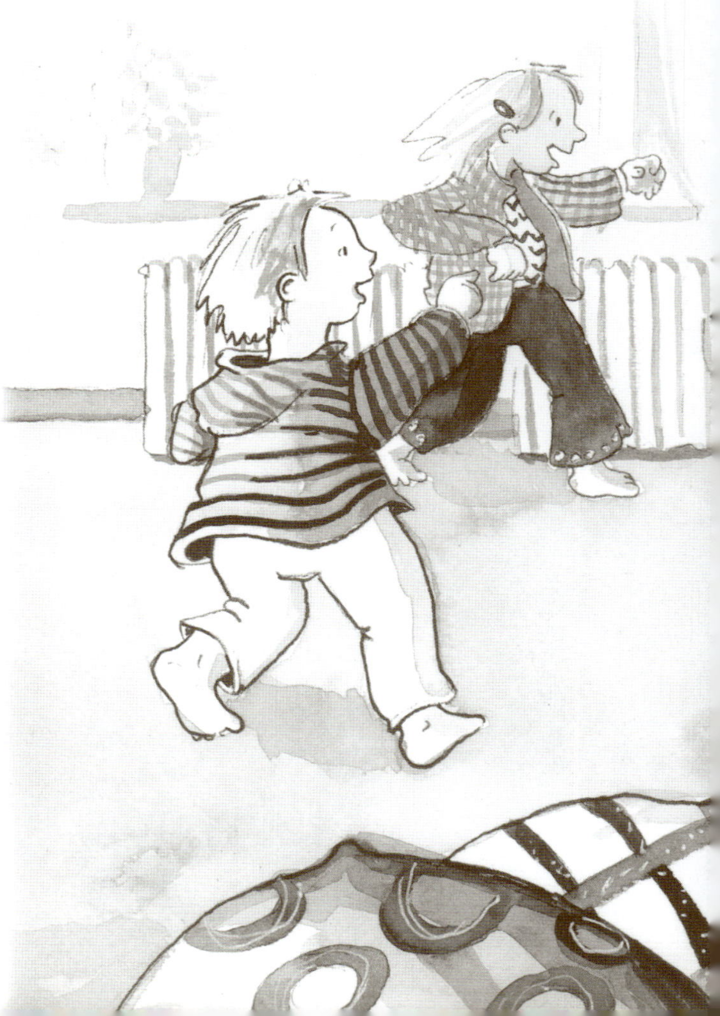

Bewegungsräume für Kinder

Wenn wir die gesunde Entwicklung von Kindern durch vielfältige Bewegungsangebote fördern wollen, müssen wir ihnen auch entsprechenden Raum dafür geben – sowohl im übertragenen Sinne als auch ganz konkret die Räumlichkeiten betreffend, in denen unsere Kinder leben.
Oft fallen Kinderzimmer nicht nur sehr klein aus, sondern sind zusätzlich mit unbeweglichen Möbeln vollgestellt, sodass sie als Bewegungsraum völlig ungeeignet erscheinen. Manche eigens dafür vorgesehenen Turnräume in Kindergärten und Kindertagesstätten sind so schlicht gehalten, dass auch sie Kinder nicht besonders zur Bewegung animieren, und eigene „Bewegungsräume" sind z. T. kaum größer als ein Gruppenraum.

Ein Bewegungsraum sollte Kindern eine große Fülle von Bewegungsanregungen bieten und mit genügend Spielmaterialien ausgestattet sein. Im Kinderzimmer ist es von Vorteil, auf starres Mobiliar zu verzichten, denn dies schränkt den Bewegungsraum der Kinder erheblich ein. Manche Bewegungsspiele werden erst möglich, wenn Bett, Kommode und Spielzeugschrank in eine Ecke gerückt werden können.
Außerdem ist es für Kinder grundsätzlich wichtig, kleine Veränderungen im Raum selbst vornehmen zu können, um ihre Umwelt passend zu gestalten. Auch ein gewisses Chaos kann durchaus sinnvoll sein, denn Kinder planen ständig, bauen um und entwickeln neue Spielideen. Die Möglichkeit des Veränderns fördert vor allen Dingen Kreativität, Fantasie und die Materialerfahrung.
Um zu Hause wie im Kiga Platzmangel auszugleichen, sollten grundsätzlich alle Spiele, die sich dafür eignen, im Freien gespielt werden. Um trotzdem auch bei schlechtem Wetter für tobelustige Kinder gut gerüstet zu sein, bietet es sich an, einige bewegungsauffordernde Spielgeräte bereitzustellen und sich Gedanken über den kreativen Einsatz von Alltagsmaterialien zu machen.

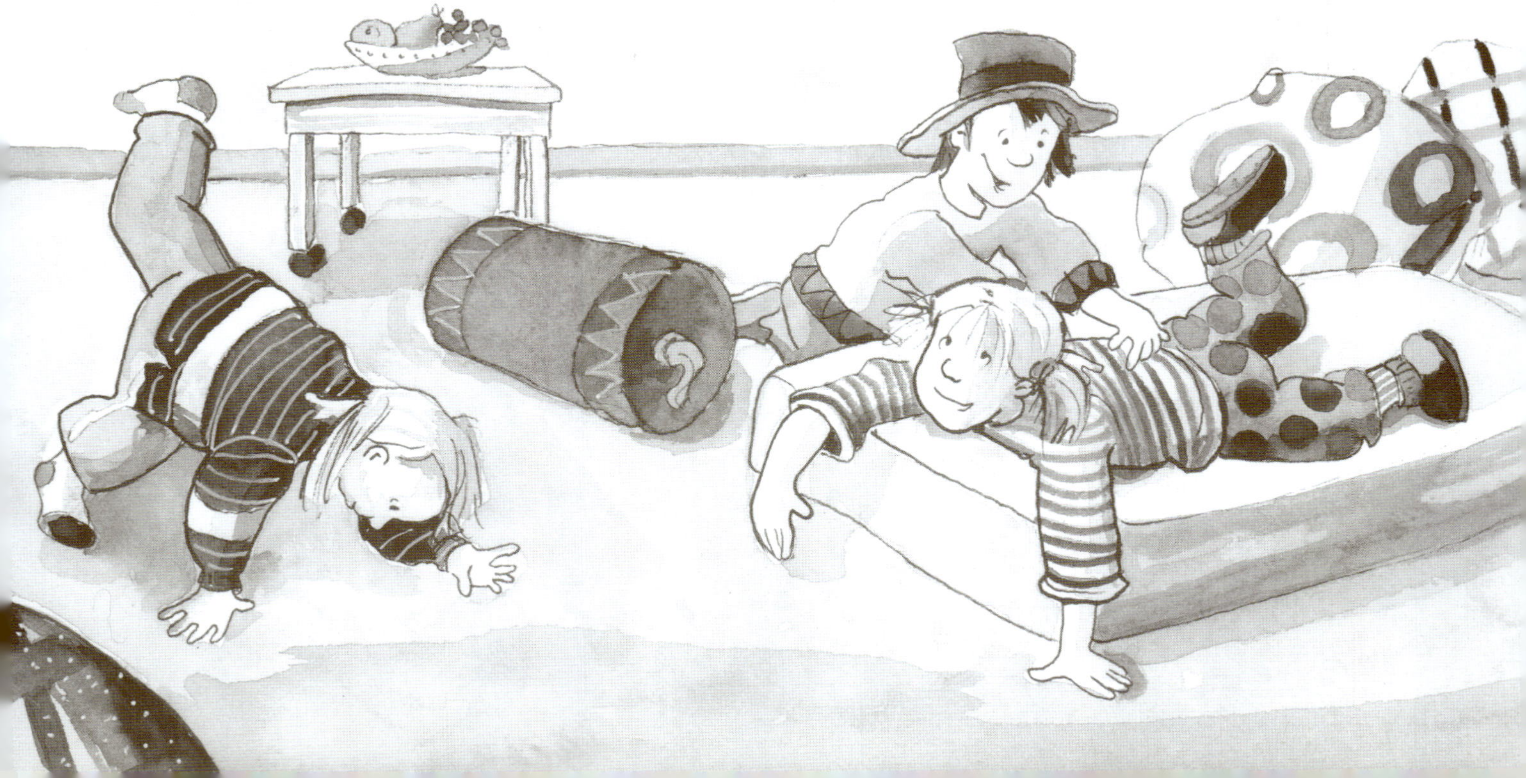

Bewegende Spielgeräte

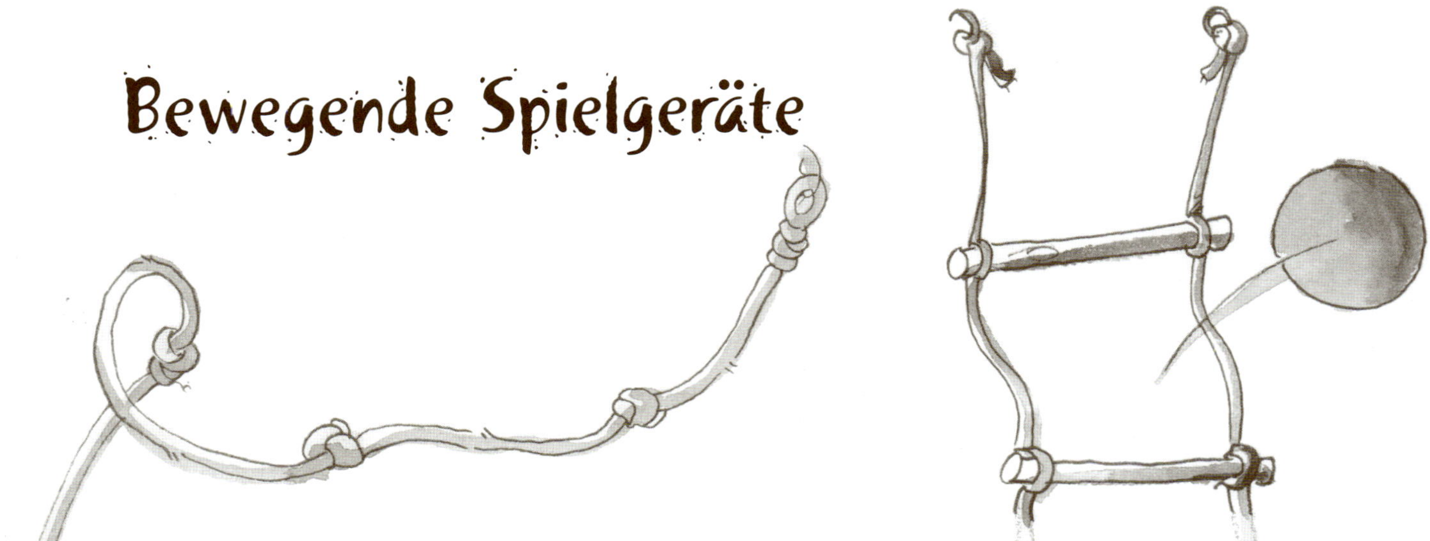

Spielzeug und Turngeräte gibt es im Handel zuhauf; was aber kann tatsächlich für Bewegungsförderung sinnvoll eingesetzt werden und weckt zudem langfristig das Interesse der Kinder? Hier sind Ideen zusammengestellt, die eine Aufwertung des Bewegungsraums darstellen. Vielleicht finden Sie einige Dinge sogar auf dem Sperrmüll oder Sie fragen bei Freunden und Bekannten nach, die gerade Hausputz machen; so lassen sich auch die Kosten in Grenzen halten.

Klettern fördert besonders die Grobmotorik und schult die Arm- und Beinkraft:

- Kletterseil
- Strickleiter
- Sprossenwand

Schaukeln ist wichtig für die Gleichgewichtsschulung und regt die Sinneswahrnehmung an:

- Tellerschaukel
- Hängematte
- Schaumstoffteile
- Matratzen
- Autoschläuche oder -reifen

Weitere wertvolle Kleingeräte, die die psychomotorische Entwicklung von Kindern positiv beeinflussen, sind:

- Pedalo
- Rollbrett
- Kreisel
- Heulrohr
- verschiedene Bälle
- Gymnastikseile
- Gymnastikreifen

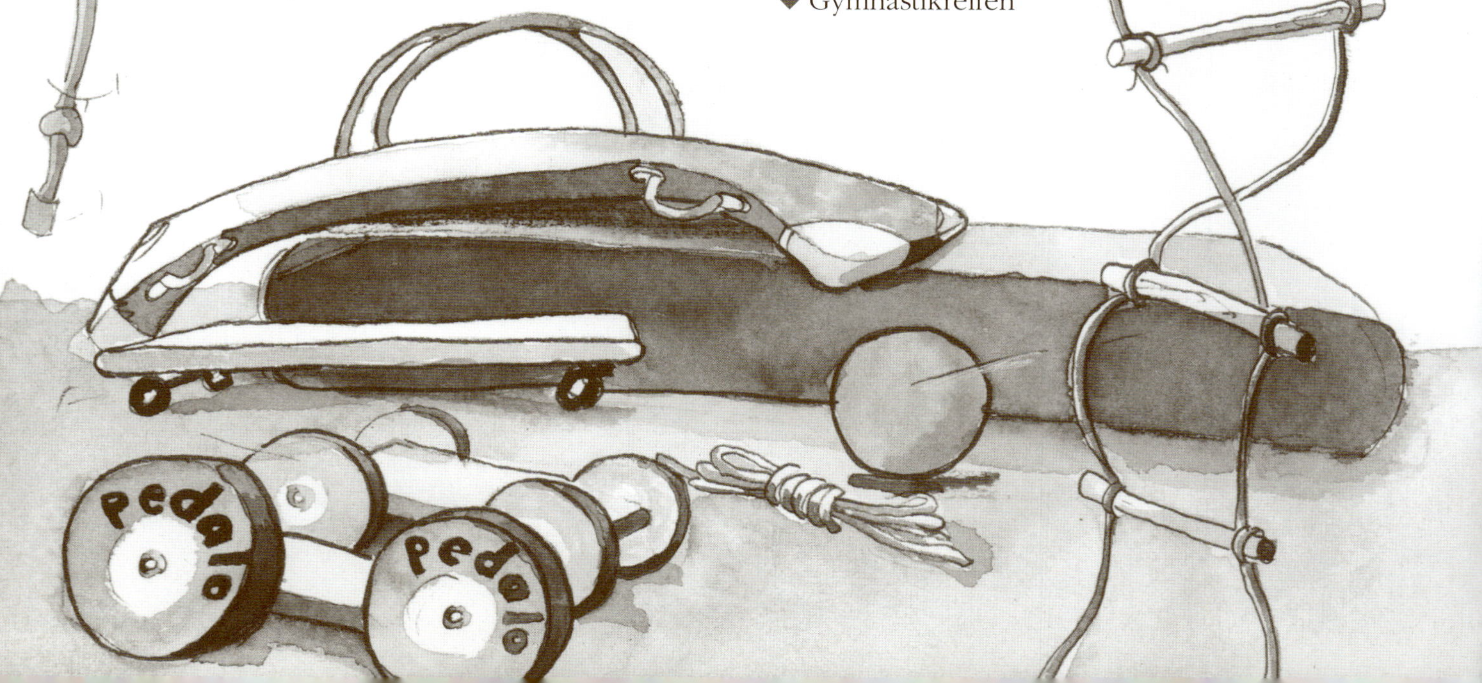

Alltagsmaterialien

Unter Alltagsmaterialien werden solche Materialien verstanden, die Sie immer zur Hand haben und die keinen großen materiellen Wert besitzen. Mit sehr vielen dieser Alltagsmaterialien können Kinder besonders ihre Wahrnehmung stimulieren, das Gleichgewicht trainieren, ihre Ausdauer verbessern und bestens entspannen.
Am besten lassen sich die folgenden Materialien längerfristig sammeln und können in kleinen Behältern griffbereit im Bewegungsraum deponiert werden.
Hier finden Sie alle Materialien, die in der Spielesammlung eingesetzt sind, alphabetisch sortiert:

- ◆ Alufolie
- ◆ Ausstechförmchen
- ◆ Bettlaken
- ◆ Bierdeckel
- ◆ Bürsten
- ◆ Dosen
- ◆ Eimer
- ◆ Fellstücke
- ◆ Filmdöschen
- ◆ Getränkekisten
- ◆ Glöckchen
- ◆ Haushaltsgummis
- ◆ Hüte
- ◆ Joghurtbecher
- ◆ Kartons
- ◆ Kissen
- ◆ Knöpfe
- ◆ Kordel
- ◆ Krepppapier
- ◆ Luftmatratzen
- ◆ Luftschlangen
- ◆ Noppenfolie
- ◆ Papiersorten
- ◆ Papprollen
- ◆ Partyteller
- ◆ Pinsel
- ◆ Schachteln
- ◆ Seile
- ◆ Stoffreste
- ◆ Stofftiere
- ◆ Strohhalme
- ◆ Taschenlampen
- ◆ Tücher
- ◆ Wäscheklammern
- ◆ Wattebällchen
- ◆ Würfel
- ◆ Zeitungspapier
- ◆ Zollstöcke

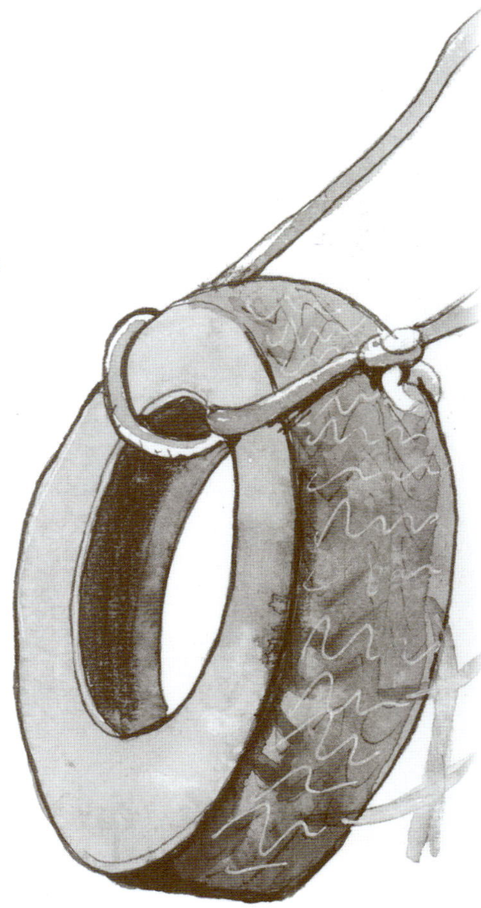

Alltagsmaterialien bieten mehrere Vorteile: Kinder sind mit ihnen bereits vertraut und sie fördern trotz ihrer Einfachheit Kreativität und Fantasie, da sie völlig ungewohnt eingesetzt werden. Sie weisen unterschiedlichste Materialstrukturen auf, bieten dadurch viel Abwechslung für den Tastsinn und sind gleichzeitig besonders kostengünstig.

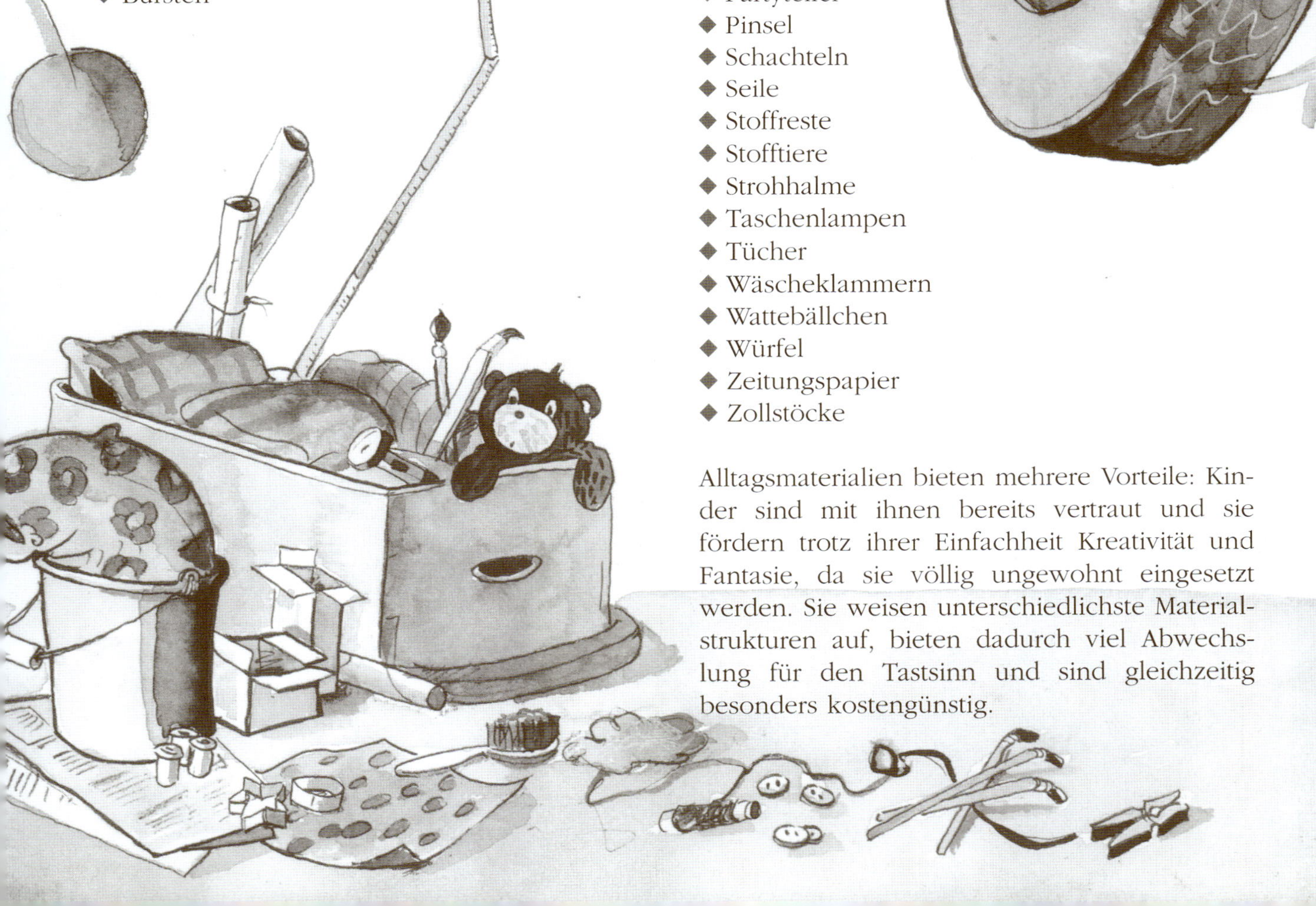

Psychomotorische Bewegungsspiele

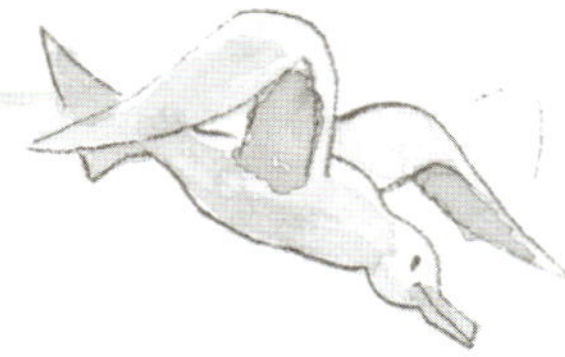

Kleiner Wegweiser durch die Spielesammlung

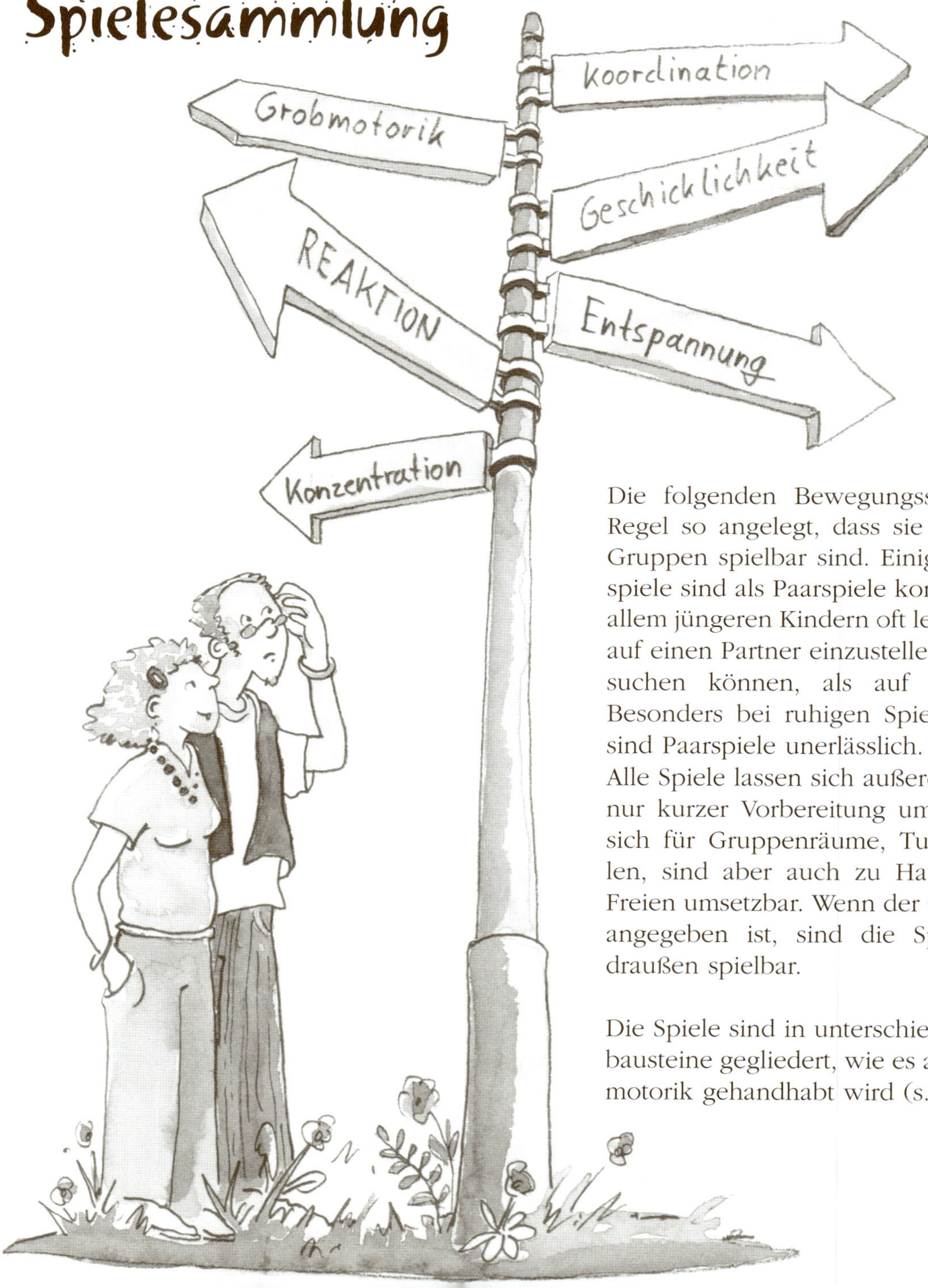

Die folgenden Bewegungsspiele sind in der Regel so angelegt, dass sie für beliebig große Gruppen spielbar sind. Einige der Bewegungsspiele sind als Paarspiele konzipiert, weil es vor allem jüngeren Kindern oft leichter fällt, sich nur auf einen Partner einzustellen, den sie sich aussuchen können, als auf eine Großgruppe. Besonders bei ruhigen Spielen und Massagen sind Paarspiele unerlässlich.
Alle Spiele lassen sich außerdem ohne oder mit nur kurzer Vorbereitung umsetzen. Sie eignen sich für Gruppenräume, Turnräume, Sporthallen, sind aber auch zu Hause bzw. z. T. im Freien umsetzbar. Wenn der Ort nicht gesondert angegeben ist, sind die Spiele drinnen wie draußen spielbar.

Die Spiele sind in unterschiedliche Bewegungsbausteine gegliedert, wie es auch in der Psychomotorik gehandhabt wird (s. S. 8).

Jeder Bewegungsbaustein ist gleichberechtigter Bestandteil der motorischen Grundfertigkeiten von Kindern. Alle Spiele eines Bausteins fördern einen konkreten Bereich besonders intensiv und schulen Kinder speziell in einer Fähigkeit. Hier und da gibt es Spiele, die sich mehreren Bausteinen zuordnen lassen, weil sie unterschiedliche Bereiche gleichzeitig fördern. Dies ist bei den einzelnen Spielen gesondert vermerkt.

Das Buch bietet mit seiner Aufteilung in die verschiedenen Bewegungsbausteine auch für Laien die Möglichkeit, gezielt mit Kindern zu arbeiten, die Defizite in bestimmten Bereichen aufweisen. Beim Lesen der Einleitungstexte zu den einzelnen Bewegungsbausteinen erhalten Sie einen genauen Überblick, welche Fähigkeiten dieser Baustein besonders fördert und welche Defizite hiermit aufgearbeitet werden können.

Die folgende Tabelle bietet einen ersten Überblick darüber, welche Spiele bei welchen Defiziten besonders geeignet sind. In der linken Spalte finden Sie verschiedene Auffälligkeits-

Merkmal	**Bewegungsbaustein**									
	Grobmotorik	Feinmotorik	Gleichgewicht	Konzentration	Wahrnehmung	Reaktion	Ausdauer	Koordination	Geschicklichkeit	Entspannung
Verkrampfung					X	X				X
Ungeschicklichkeit		X	X	X		X		X	X	X
Gleichgewichtsstörungen			X		X				X	
Reaktionsschwäche				X	X	X				
Unbeweglichkeit	X	X						X		
Kraftlosigkeit	X						X			
Ausdauerschwäche						X	X			X
Aggressivität	X				X					X
Überaktivität			X	X	X					X
Unaufmerksamkeit			X	X	X				X	X
Wahrnehmungsstörungen			X		X				X	X

merkmale, die Kinder zeigen können. Diesen Merkmalen sind verschiedene Bewegungsbausteine zugeordnet, sodass erkennbar wird, welche entsprechenden Spiele bei einer konkreten Auffälligkeit helfen können.

Manchmal ist es sicher nicht ganz einfach, als ErzieherIn in einer großen Kindergruppe bei einem einzelnen Kind deutlich bestimmte Merkmale erkennen und benennen zu können. Deshalb sind im Folgenden beispielhaft einige von vielen typischen Situationen für die einzelnen Merkmale aufgeführt.

Kinder, die zu **Verkrampfungen** neigen, ...
- ermüden schnell,
- lassen sich schnell ablenken,
- haben Berührungsängste,
- reagieren oft vorschnell und unüberlegt,
- finden keinen ruhigen und entspannten Zustand.

Kinder, die sich **ungeschickt** verhalten, ...
- werfen bei Ballspielen oft am Ziel vorbei,
- fangen einen Ball nicht richtig,
- sind verunsichert und entmutigt,
- sind lustlos und passiv,
- sind unkonzentriert,
- stolpern, fallen und stoßen sich oft.

Kinder, die **Gleichgewichtsstörungen** haben, ...
- können nicht auf einem Bein hüpfen,
- können nicht balancieren,
- fallen bei schnellen Richtungswechseln oft hin,
- können keine Gegenstände auf der Hand balancieren,
- fallen bei Drehungen um.

Kinder mit **Reaktionsschwächen** ...
- reagieren auf ein Startsignal auffällig langsam,
- können keinen Ball fangen, treffen oder prellen,
- können nicht seilspringen,
- können sich bei einem Teamspiel kaum vom Gegner lösen.

Kinder, die **unbeweglich** sind, ...
- gehen und springen unelastisch,
- reagieren hölzern und eckig,
- sind bewegungsarm,
- kriechen nicht durch die Turnbank,
- können kein Zeitungsblatt mit den Zehen hochheben.

Kinder, die **kraftlos** sind, ...
- klettern nicht gerne hoch,
- schwingen nicht an Seilen,
- bewegen sich oft schwerfällig, plump und träge,
- geben schnell nach kurzer Anstrengung auf,
- ermüden schnell,
- haben eine schlaffe Haltung.

Kinder, die **ausdauerschwach** sind, ...
- hecheln, stöhnen, schnaufen bei Bewegung,
- halten sich bei Laufspielen zurück,
- erholen sich nur langsam von Belastungen,
- sind schnell unkonzentriert,
- haben ständig Seitenstiche.

Kinder, die zu **Aggressivität** neigen, ...
- beleidigen andere, beschimpfen und schreien sie an,
- ignorieren Anweisungen,
- beißen, boxen, kratzen oder stoßen andere Kinder,
- zeigen Selbstaggression, schlagen sich z. B. auf den Kopf,
- sind sozial unangepasst, spielen z. B. den Clown,
- leiden unter heftigen Stimmungsschwankungen.

Kinder, die **überaktiv** sind, ...
- sind ständig in Bewegung, können nicht stillstehen,
- spielen sehr hastig und mit viel Kraftaufwand,

- haben den Drang zu großräumigen Bewegungen,
- handeln ziellos, unkontrolliert,
- sind besonders unkonzentriert,
- können sich kaum entspannen.

Kinder, die **unaufmerksam** sind, ...

- sind abwesend, lustlos, nicht interessiert, leicht ablenkbar,
- zeigen oberflächliche Bewegungsausführungen, sind ungenau, flüchtig, unkontrolliert,
- wirken angespannt, verspannt,
- wechseln ständig die Tätigkeit,
- sind motorisch sehr unruhig,
- sind leicht reizbar.

Kinder, die unter **Wahrnehmungsstörungen** leiden, ...

- sehen kaum Gegenstände und Personen am Rande des Blickfeldes,
- treffen beim Werfen oder Schießen kaum Ziele,
- sind unkonzentriert,
- vermeiden Körperkontakt,
- können Formen und Gegenstände schlecht erfühlen und unterscheiden,
- reagieren nicht auf bestimmte Signale,
- können Farben nur schlecht unterscheiden,
- können kaum einem Rhythmus folgen,
- können sich schlecht im Raum orientieren,
- können nicht rechts und links unterscheiden.

Der Aufbau der Spielesammlung ermöglicht also eine gezielte Bewegungsförderung von Kindern mit bestimmten Defiziten.
Selbstverständlich können Sie sich aber ebenso gut nach Lust und Laune Spiele für eine bunte Bewegungsstunde zusammenstellen, für die kurze Auflockerung zwischendurch oder als Ergänzung für den Turnunterricht!

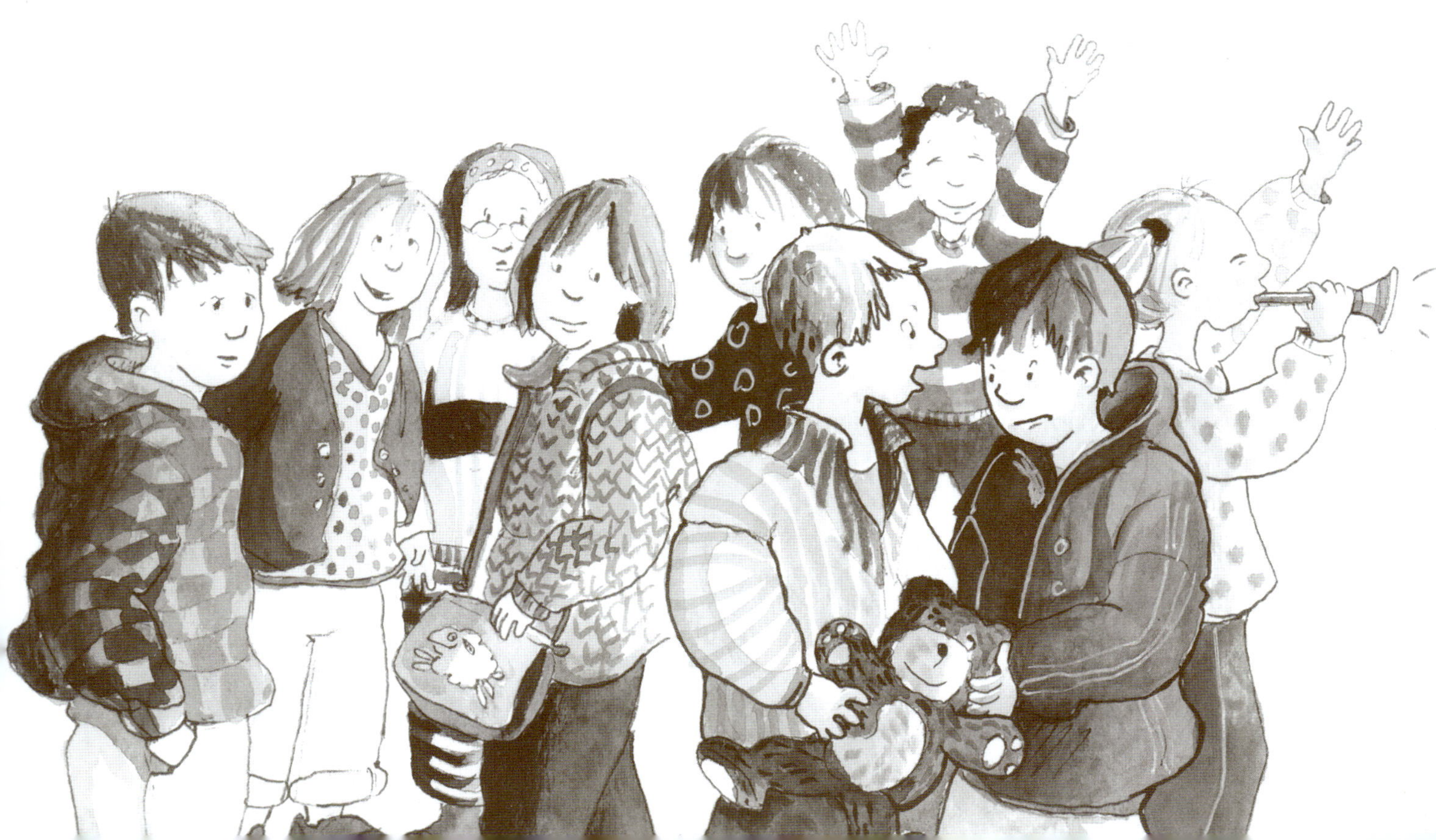

Grobmotorik

Die Grobmotorik umfasst in erster Linie großräumige Bewegungen und sichert somit die grundlegendsten Fortbewegungsarten, bei denen viel Körpereinsatz gefordert wird: gehen, robben, rollen, springen, klettern usw. zählen damit zu den grobmotorischen Bewegungsformen.
Das Erlernen solcher Bewegungsformen kommt vor allen anderen. So beginnt das Baby schon im Mutterleib zu boxen und zu treten, nach der Geburt fängt es an zu robben, dann zu krabbeln, bis es schließlich gehen kann.
Bevor ein Kind schreiben lernen kann, muss es greifen können. Das heißt nichts anderes, als dass Feinmotorik nur auf einer funktionierenden Grobmotorik aufbauen kann. Dadurch bildet die Grobmotorik den Grundbaustein für alle weiteren Bewegungsformen. Kinder, die eine schlechte Schrift haben oder den Stift zu fest aufdrücken, haben ein Defizit in der Grobmotorik – nicht in der Feinmotorik! Durch vielfältige grobmotorische Bewegungen lernen Kinder den angemessenen Muskeleinsatz bei der jeweiligen Bewegung.
Außerdem ist Grobmotorik besonders gut geeignet, um überschüssige Kraft los zu werden und Aggressionen abzubauen. Beim Toben, Boxen und Schleudern verbrauchen speziell überaktive Kinder viel Energie, mit der sie auf keinen Fall feinmotorische Übungen ausführen könnten.

Leider wird die Grobmotorik oft falsch verstanden. Häufig wird ein ungeschicktes Kind als „Grobmotoriker" belächelt, wobei sich Ungeschicklichkeit nur entwickeln kann, wenn gerade ein *Mangel* an grobmotorischen Erfahrungen vorliegt. Die folgenden Spiele bieten deshalb eine gute Möglichkeit, die Grobmotorik bei Kindern zu schulen.

Handtuchweitwurf

Neben der Grobmotorik kommt hier ebenfalls die Kraftschulung nicht zu kurz. Aber auch die Treffsicherheit wird bei den beiden letzten Varianten angesprochen.

Alter: ab 3 Jahren
Material: 1 langes Handtuch pro Kind, Kreide oder Seile; evtl. 1 Reifen

Mithilfe der Spielleitung macht jedes Kind einen großen Knoten in sein Handtuch.
Die Spielleitung markiert mit der Kreide oder dem Seil eine Linie, hinter der sich die Kinder aufstellen. Von dort aus üben die Kinder ihren Handtuchweitwurf auf verschiedene Arten:

- Sie werfen die Handtücher so weit wie möglich um die Wette.
- Ältere Kinder üben den Handtuchweitwurf rückwärts.
- Die Kinder suchen sich ein bestimmtes Ziel und werfen mit ihren Handtüchern darauf.
- Die Spielleitung hält in einem zunächst geringen Abstand einen Reifen hoch, durch den die Kinder ihre Handtücher werfen.

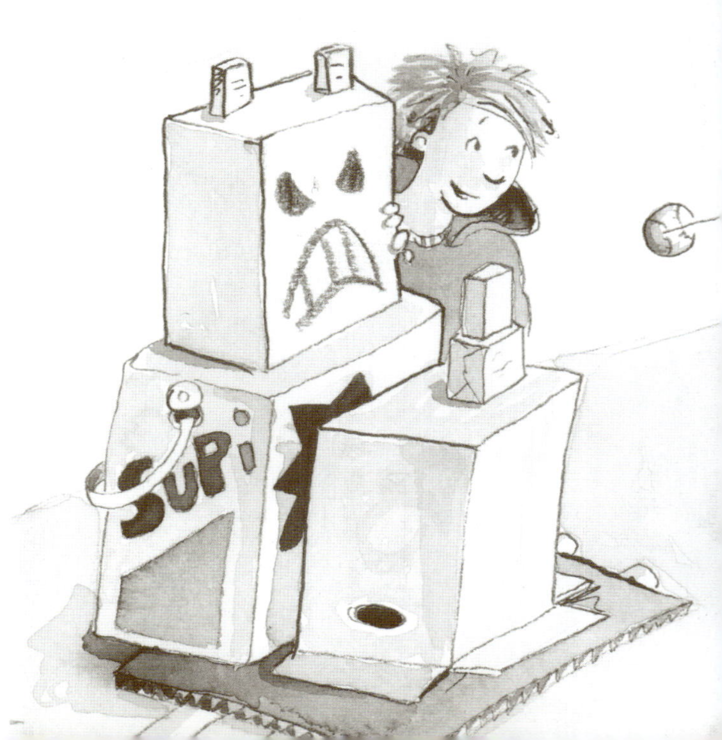

Papierballschlacht

Alter: ab 3 Jahren
Material: alte Zeitungen

Die Kinder zerknüllen die Zeitungen zu kleinen Bällen, bis jedes Kind ein paar Bälle für sich hergestellt hat.
Alle nehmen die gleiche Anzahl Papierbälle und suchen sich einen Platz, der ihnen für die Papierballschlacht eine gute Deckung bietet, z. B. eine Wand, ein Regal oder im Garten ein Busch. Nun kann die Papierballschlacht beginnen: Alle Kinder bewerfen sich gegenseitig mit Papierbällen. Ist ihr Vorrat erschöpft, kommen sie aus ihrer schützenden Deckung hervor und sammeln schnell einige Bälle auf, die inzwischen überall verteilt liegen – dabei bieten sie ein hervorragendes Ziel für alle anderen Kinder...

Variante

Im Winter bietet sich bei entsprechenden Wetterverhältnissen natürlich optimalerweise eine Schneeballschlacht an!

Ungeheuerlich!

Dieses Spiel regt durch die Vorbereitung besonders viel Kreativität und Fantasie bei den Kindern an.

Alter: ab 4 Jahren
Material: 3 leere Pappkartons und 3 Bälle pro Kind, Filzstifte oder Wasserfarben

Die Kinder finden sich paarweise zusammen und stapeln mit der Spielleitung auf dem Boden oder auf einem kleinen Tisch sechs Kartons so übereinander, dass sie möglichst stabil stehen. Auf die Vorderseite der Kartons malen die Kinder gemeinsam ein großes Ungeheuer.
In sicherer Entfernung stellen sich die Kinder mit ihren Bällen auf und bewerfen damit ihr Ungeheuer, bis es vor lauter Schreck umfällt.

Varianten

- Ältere Kinder werfen um die Wette: Wer braucht die wenigsten Würfe, um das Ungeheuer zu verscheuchen? Bei welchem Kind stehen nach drei Würfen noch die wenigsten Kartonteile?
- Auf einen Tisch oder eine Mauer stellen die Kinder besonders kleine Ungeheuer (aus einem kleinen Karton) und zielen mit ihren Bällen darauf. Wer schafft es, das Ungeheuer mit einem einzigen Wurf zu vertreiben?

Hinweis: Im Innenraum sollten die Bälle immer gleich an einer Wand abprallen oder die Spielleitung stellt einen Auffangbehälter hinter den Kartonstapel.

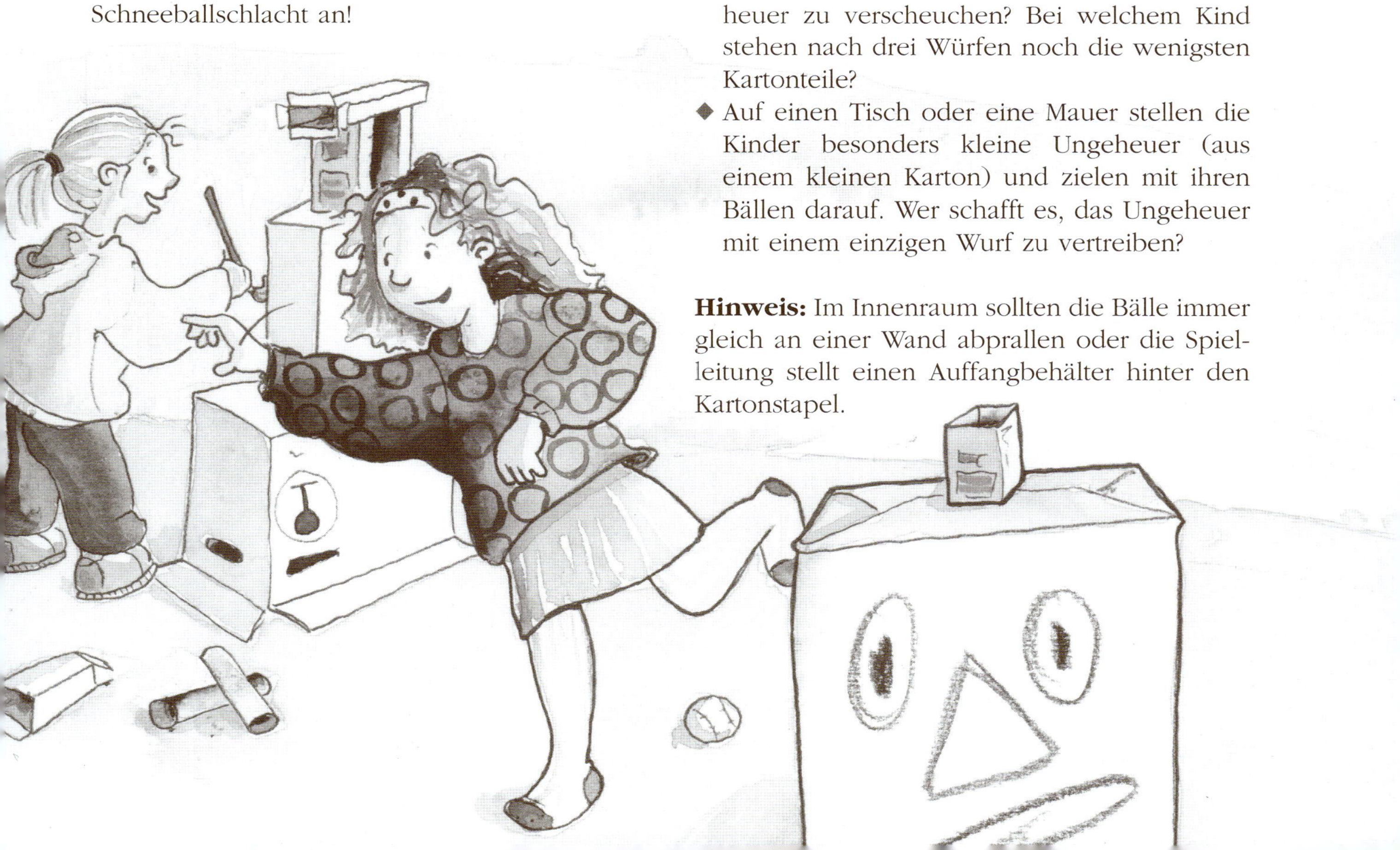

Schleuderball

Bei diesem Spiel werden Zielgenauigkeit und Konzentration angesprochen, denn es erfordert von Kindern große Aufmerksamkeit, mit ungewöhnlichem Material ein Ziel zu treffen.

Alter: ab 4 Jahren
Material: 5 Reifen, alte Zeitungen, Klebeband, Kordel, 1 alter Strumpf und 1 Tennisball pro Kind, Seile oder Kreide

Vorbereitung:
Die Spielleitung bespannt die Reifen mit jeweils einem großen Zeitungsblatt. Dazu breitet sie die Zeitung auf dem Boden aus und legt einen Reifen darauf.
Die überstehenden Ecken werden umgeschlagen und mit Klebeband am Reifen befestigt.
Durch eine solche Zeitungsecke hindurch befestigt die Spielleitung um den Reifen eine Kordel.
Die Reifen werden mit ihrer Kordel draußen an einem Ast oder im Innenraum an der Decke frei schwebend befestigt.

Spielablauf:
Jedes Kind steckt einen Tennisball in seinen Strumpf und verknotet diesen, sodass der Ball nicht herausfallen kann.
Die Spielleitung legt mit den Kindern einen Abstand zu den Reifen fest und markiert diesen mit der Kreide oder dem Seil.
Die Kinder stellen sich hinter der Markierung auf und schleudern ihren gefüllten Strumpf auf verschiedene Arten durch den Reifen:

- Jedes Kind wirft für sich solange durch einen beliebigen Reifen, bis eine der Zeitungen zerrissen ist.
- Die Kinder bilden fünf gleich große Gruppen und jede Gruppe stellt sich vor einem Reifen auf. Die Kinder einer Gruppe werfen nacheinander auf ihren Reifen. Das Team, das es zuerst schafft, den eigenen Reifen zu durchwerfen, hat gewonnen.
- Die Spielleitung gibt besondere Wurftechniken vor: mit dem Gesicht zum Reifen, rückwärts über den Kopf, rückwärts durch die Beine, vorwärts unter einem Bein her...

Hinweis: Die Spielleitung bespannt jeden Zeitungsreifen erneut, wenn dieser von einem Kind mit dem Schleuderball zerrissen wurde.

Achtung: Hinter den spielenden Kindern sollte sich nichts Zerbrechliches oder andere Personen befinden, denn es kommt öfter vor, dass ein Schleuderball nach hinten los geht!

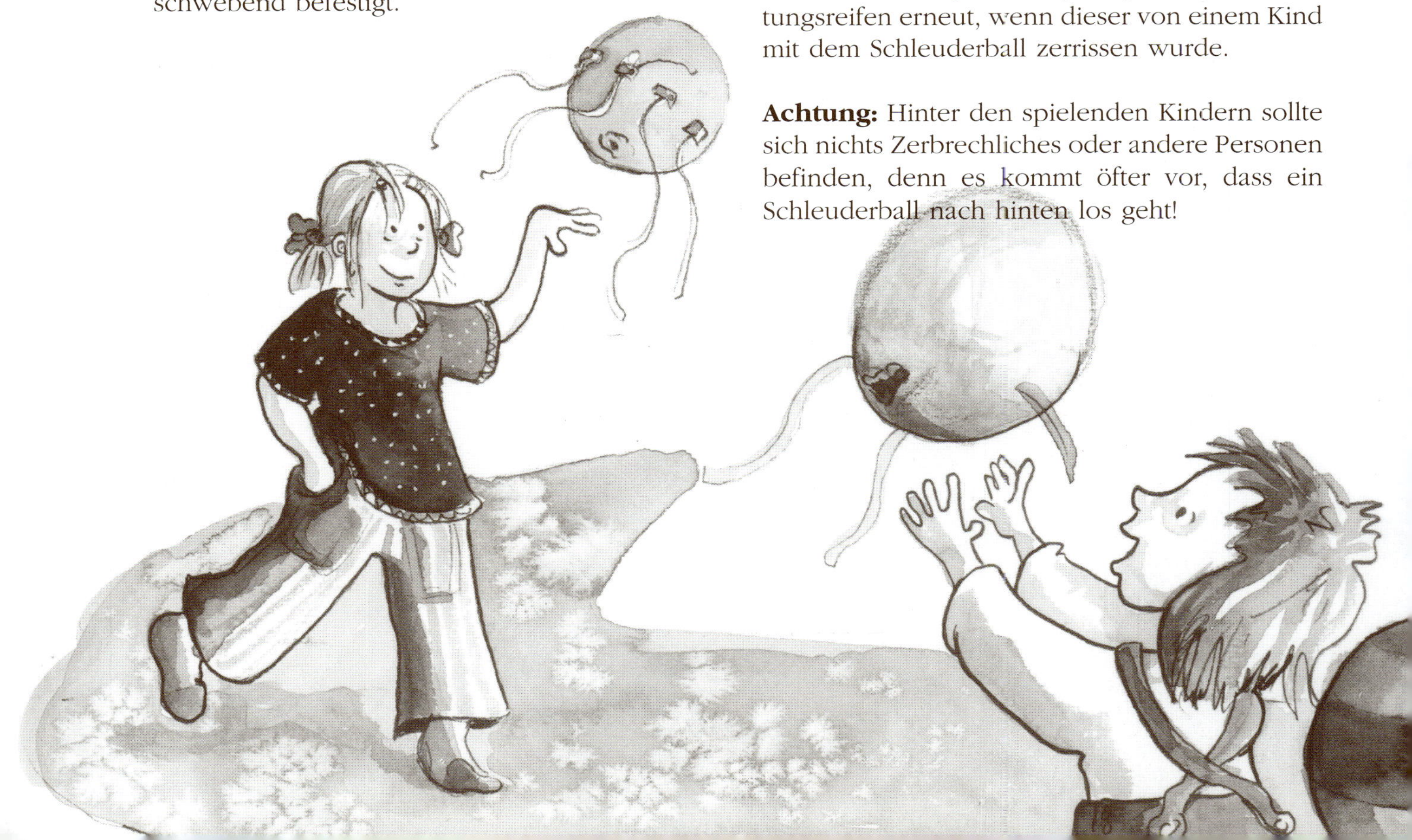

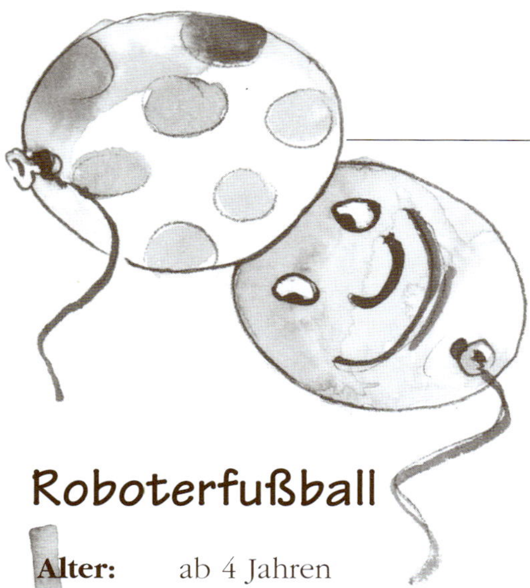

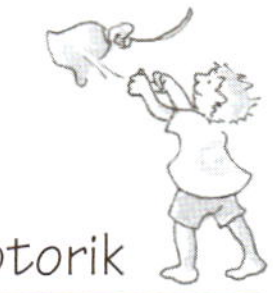

Roboterfußball

Alter: ab 4 Jahren
Material: Seile oder Kreide, 2 Stühle, 1 Ball

Die Spielleitung markiert mit dem Seil oder der Kreide eine Mittellinie auf dem Boden, sodass zwei Spielfelder entstehen, die nach außen hin entweder durch die Raumwände begrenzt werden oder im Freien durch Zäune, Mauern etc. So bleibt der Ball immer im Spiel. Gut geeignet für zehn Kinder ist eine Fläche von ca. 20 bis 25 m².
Die Stühle stellen die Tore für die beiden Teams dar und werden entsprechend mittig an zwei sich gegenüberliegenden Wänden bzw. Spielfeldseiten aufgestellt.
Die Kinder finden sich in zwei gleich starken Teams zusammen. Alle Kinder in den Teams sind Roboter, die sich während des ganzen Spiels eckig und steif bewegen.
Die Spielleitung vereinbart mit den Kindern eine bestimmte Spielzeit und wirft den Ball ins Feld.
Die Roboter laufen mit eckigen Bewegungen hinter dem Ball her, um den Ball unter den Stuhl des anderen Teams zu schießen.
Bei einem Tor erhält das entsprechende Team einen Punkt und die Spielleitung wirft den Ball erneut ins Feld.
Gewonnen hat das Roboter-Team, das in der vorgegebenen Zeit die meisten Treffer erlangt hat.

Hinweis: Bei diesem Spiel wird das Tor von allen Kindern gemeinsam verteidigt und niemand übernimmt die Funktion des Torwarts.

Kunststücke mit dem Luftballon

Das Spiel mit Luftballons bietet eine Fülle von Bewegungsmöglichkeiten. Wird darauf geachtet, dass beide Körperhälften getrennt zum Einsatz kommen, wird gleichzeitig mit der Grobmotorik auch die Seitigkeitsentwicklung geschult.
Die Verwendung von zusätzlichem Material regt darüber hinaus die akustische und visuelle Wahrnehmung an.

Alter: ab 3 Jahren
Material: 1 Luftballon pro Kinderpaar; evtl. 1 wasserfester Stift, 1 Tasse ungekochter Reis, verschieden farbige Wollfäden oder Kreppbänder, fluoreszierende Aufkleber

Die Kinder finden sich zu Paaren zusammen. Alle pusten mit der Spielleitung ihren Luftballon auf und verknoten ihn.
Die Partner stellen sich mit einem zunächst geringen Abstand voneinander auf und spielen sich ihren Luftballon auf verschiedene Arten zu, ohne dass er auf den Boden fällt:

- Die Kinderpaare spielen sich den Ballon nur mit einer Hand zu, die freie Hand wird auf den Rücken gelegt.
- Sie benutzen von beiden Händen nur die Zeigefinger, um den Ballon damit in die Höhe zu stupsen.
- Jeweils ein Partner grätscht seine Beine, durch die das andere Kind den Luftballon abwechselnd mit dem linken und rechten Fuß schießt. Nach einer gewissen Zeit tauschen die Kinder die Rollen.
- Ein Kind wirft den Luftballon so hoch es kann in die Luft, das andere Kind spielt den Ballon mit dem Kopf. Sobald ein Kind mit dem Kopf getroffen hat, wechseln sich die Kinder mit dem Hochwerfen und Köpfen ab.

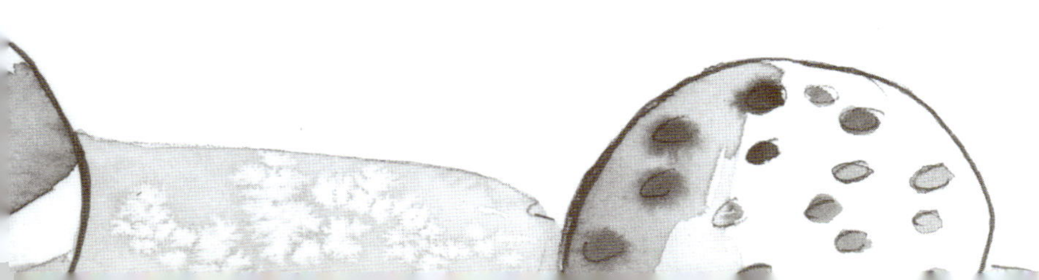

Varianten

Die Spielleitung kann die Ballons auf verschiedene Arten noch attraktiver machen:

- Auf jeden Luftballon wird mit einem wasserfesten Stift ein Gesicht gemalt.
- Die Spielleitung füllt vor dem Aufpusten ein paar Reiskörner in jeden Luftballon.
- Am Knoten der aufgeblasenen Luftballons werden bunte Wollfäden oder Kreppbänder befestigt, sodass der Ballon einen bunten Schweif hinter sich her zieht.
- Die aufgepusteten Luftballons werden mit fluoreszierenden Aufklebern geschmückt. Dies ist gerade in der Dämmerung oder bei schwachem Licht ein schöner Effekt auch für jüngere Kinder.

Tücher fangen

Bei diesem Spiel lernen die Kinder u. a. sich auf andere einzustellen, verbessern ihr Zeitgefühl und schulen ihr Körpergefühl, denn je langsamer Bewegungen durchgeführt werden, desto bewusster nimmt sie das Kind auch wahr.

Alter: ab 3 Jahren
Material: 1 Tuch pro Kind, Kreide oder 1 Seil pro Kinderpaar; evtl. Alltagsmaterialien wie Kartons, Bierdeckel, Becher... (s. S. 11)

Jedes Kind nimmt sich eines der Tücher und sucht sich einen Partner.
Die beiden Kinder stellen sich zunächst mit geringem Abstand einander gegenüber auf und schauen sich an.
Sie werfen ihr Tuch gleichzeitig so hoch sie können in die Luft, laufen schnell auf den Platz des anderen Kindes und fangen dort dessen Tuch auf, bevor es den Boden berührt. Die Spielleitung gibt dafür verschiedene Spielformen vor:

- Der Abstand zwischen den beiden Kindern wird mit der Kreide oder den Seilen auf dem

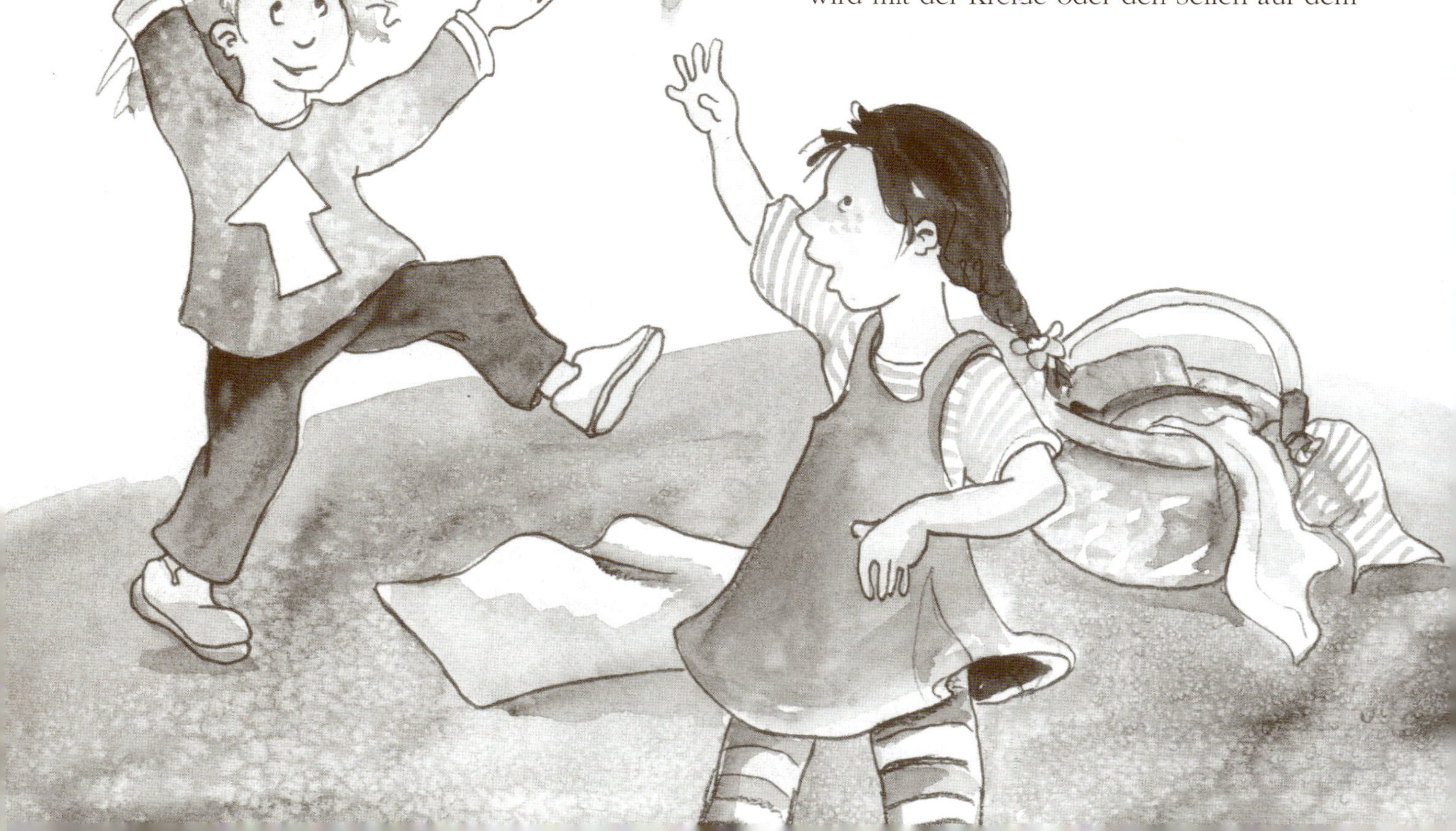

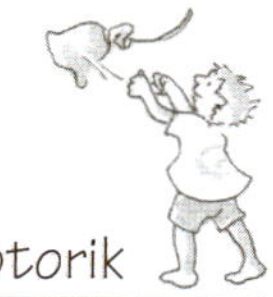

Boden gekennzeichnet und langsam so weit erhöht, wie es das Können der Kinder erlaubt.

- Die Kinderpaare suchen sich verschiedene Alltagsmaterialien aus, die sie zwischen sich in die Mitte legen. Diese Hindernisse müssen die Kinder überspringen, darum herumlaufen oder darüber steigen, bevor sie das Tuch fangen. Aufgepasst – hier müssen sich die Kinder gut aufeinander abstimmen, damit es keine Zusammenstöße gibt!

Zeitlupe

Dieses Spiel erfordert ein hohes Maß an Konzentration und Körperbeherrschung, denn es ist für Kinder weitaus schwieriger, sich langsamer als sonst zu bewegen.

Alter: ab 4 Jahren
Material: keins

Die Spielleitung überlegt sich mit den Kindern verschiedene Alltagssituationen, die eine Bewegung beinhalten, wie z. B. Treppensteigen, Roller fahren oder tanzen.
Die Kinder verteilen sich im Raum oder auf der Wiese und die Spielleitung ruft ihnen eine der Bewegungsformen zu, die die Kinder in Zeitlupe nachstellen. Ganz schön schwierig, dabei nicht aus dem Gleichgewicht zu geraten!

Variante für ältere Kinder

Die Kinder finden sich zu Paaren zusammen. Ein Kind überlegt sich eine Bewegungsform und macht diese in Zeitlupe vor, während das andere Kind die Bewegung mitmacht. Mögliche Situationen könnten hierbei sein: sich umarmen, den Hut vor dem anderen ziehen, ein Bein stellen usw.
Vielleicht fallen den Kindern zu der Bewegungssituation passende Laute und Geräusche ein, die sie – natürlich ebenfalls in Zeitlupe – nachmachen.

Flussüberquerung

Alter: ab 3 Jahren
Material: Kreide oder Seile, alte Zeitungen; evtl. Kartons, Kissen, Kisten, Tücher o. Ä.

Die Spielleitung markiert mit der Kreide oder den Seilen zwei Flussufer, die an manchen Stellen enger zusammenlaufen, an anderen Stellen weiter auseinander liegen.
Jedes Kind nimmt sich ein Blatt Zeitungspapier und sucht sich einen Partner. Die Zeitungsblätter stellen bei diesem Spiel flache Steine dar, mit denen die Kinder den „reißenden Fluss“ überqueren werden:
Alle Kinder stehen auf einer Seite des Ufers und die Partner suchen sich gemeinsam eine passende Stelle zum Überqueren des Flusses. Jeweils ein Partnerkind legt seinen „Stein“ in den Fluss und stellt sich darauf. Das andere Kind reicht ihm den zweiten Stein, der so hinter den ersten gelegt wird, dass das Kind ohne in den Fluss zu fallen – also ohne den Boden zu berühren – darauf steigen kann.
Das andere Kind steigt über den frei gewordenen Stein hinterher und stellt sich zu dem ersten Kind auf den zweiten Stein, sodass es den ersten Stein wiederum seinem Partner reichen kann, der ihn erneut vor sich angelegt.
Auf diese Weise erreichen die Kinder hoffentlich trockenen Fußes das andere Ufer und tauschen dort ihre Rollen.

Variante für ältere Kinder

Die Spielleitung markiert die beiden Uferseiten diesmal parallel zueinander. Im Fluss verteilt sie gleichmäßig Kartons, Kissen, Kisten, Tücher o. Ä., die Felsen und Sandbänke andeuten.
Die Kinder finden sich in Vierergruppen zusammen und jedes Team erhält drei Zeitungsblätter. Alle stellen sich an dieselbe Uferseite und beginnen die Zeitungen wie bei dem Basisspiel als

Steine in den Fluss zu legen und ihn zu überqueren. Diesmal müssen die Kinder allerdings zusätzlich darauf achten, nicht auf einer Sandbank zu stranden oder einem Felsen zu nahe zu kommen und legen deshalb ihre Steine um diese Hindernisse herum. Dabei sollten sie aber keine großen Umwege in Kauf nehmen, denn das Team, dass zuerst komplett am anderen Ufer angekommen ist, hat gewonnen.
Aber Vorsicht: Wer auf einem glitschigen Stein ausrutscht und dabei eine Zeitung zerreißt, fällt ins Wasser und wird von der Strömung so weit abgetrieben, dass er das gegenüberliegende Ufer nicht mehr erreichen kann!

Ballonweitsprung

Alter: ab 4 Jahren
Material: 1 Luftballon pro Kind, Kreide oder Seile; evtl. 1 Reifen pro Kind

Alle Kinder nehmen sich einen Luftballon, pusten ihn nicht zu prall auf und verknoten ihn mithilfe der Spielleitung. Mit der Kreide oder den Seilen markiert die Spielleitung die Startlinie.
Die Kinder stellen sich dort auf und klemmen den Ballon zwischen ihre Knie. Ohne ihren Luftballon zu verlieren oder zum Platzen zu bringen, üben sie sich auf ein Signal der Spielleitung hin auf verschiedene Weise im Ballonweitsprung:

- Sie springen so weit sie können nach vorne.
- Sie stellen sich mit ihren Fersen an der Markierung auf und springen rückwärts.
- Jeweils zwei Kinder springen um die Wette, wobei jedes Kind drei aufeinander folgende Sprünge macht.
- Die Spielleitung stimmt mit jedem Kind einen individuellen Abstand ab und platziert dort einen Reifen auf dem Boden, in den das Kind hinein springt.

Sternschnuppen fangen

Alter: ab 3 Jahren
Material: bunte Kreppbänder, 1 Trichter, Sand, 1 gelber Luftballon pro Kinderpaar, Kordel

Vorbereitung:
Die Spielleitung schneidet aus buntem Krepppapier mehrere ca. 3 cm lange Streifen. Durch den Hals jedes Luftballons werden mit dem Trichter 4 bis 5 EL Sand gefüllt.
Die Kinder finden sich paarweise zusammen und jedes Paar sucht sich vier bis fünf Kreppbänder aus.
Gemeinsam mit der Spielleitung stecken sie die Bänder durch den Hals ihres Luftballons und schnüren die Öffnung mit einem Stück Kordel fest zu. So wird aus dem gefüllten Luftballon mit den heraushängenden Bändern eine „Sternschnuppe" mit einem bunten Schweif.

Spielablauf:
Einer der Partner wirft die Sternschnuppe so hoch wie möglich in den Himmel und das andere Kind fängt sie wieder auf. Immer wenn ein Kind die Sternschnuppe gefangen hat, darf es sich etwas wünschen! Es kann dazu seinen Wunsch laut sagen oder ihn geheim halten.
Die Kinder wechseln sich mit Werfen und Fangen so lange ab, bis alle wunschlos glücklich sind!

Boxball

Dieses Spiel ist sehr gut dazu geeignet, Stress, Wut und Aggressionen abzubauen. Hier können Kinder ihren Gefühlen freien Lauf lassen, ohne dass sie jemanden verletzen oder etwas beschädigen.

Alter: ab 4 Jahren
Material: 1 Luftballon, Trichter, Sand, 1 Kordel

Die Spielleitung füllt einen Luftballon mit Sand, ohne dass er zu schwer wird. Sie verknotet den Ballon und befestigt am Knoten eine Kordel. Die Spielleitung hängt den mit Sand gefüllten Luftballon mit der Kordel an der Decke oder an einem Ast auf.
Nun können die Kinder sich im Boxen üben oder einfach Wut und Ärger Luft machen – am Boxball ist alles erlaubt!

Hinweise:

- Am besten sucht die Spielleitung einen Platz aus, an dem der Boxball längere Zeit hängen bleiben kann, sodass er bei Bedarf den Kindern immer zur Verfügung steht.
- Die Spielleitung achtet darauf, dass mit dem Boxball nur spielt, wer weder Uhren noch Ringe trägt, sonst reißt der Ballon!

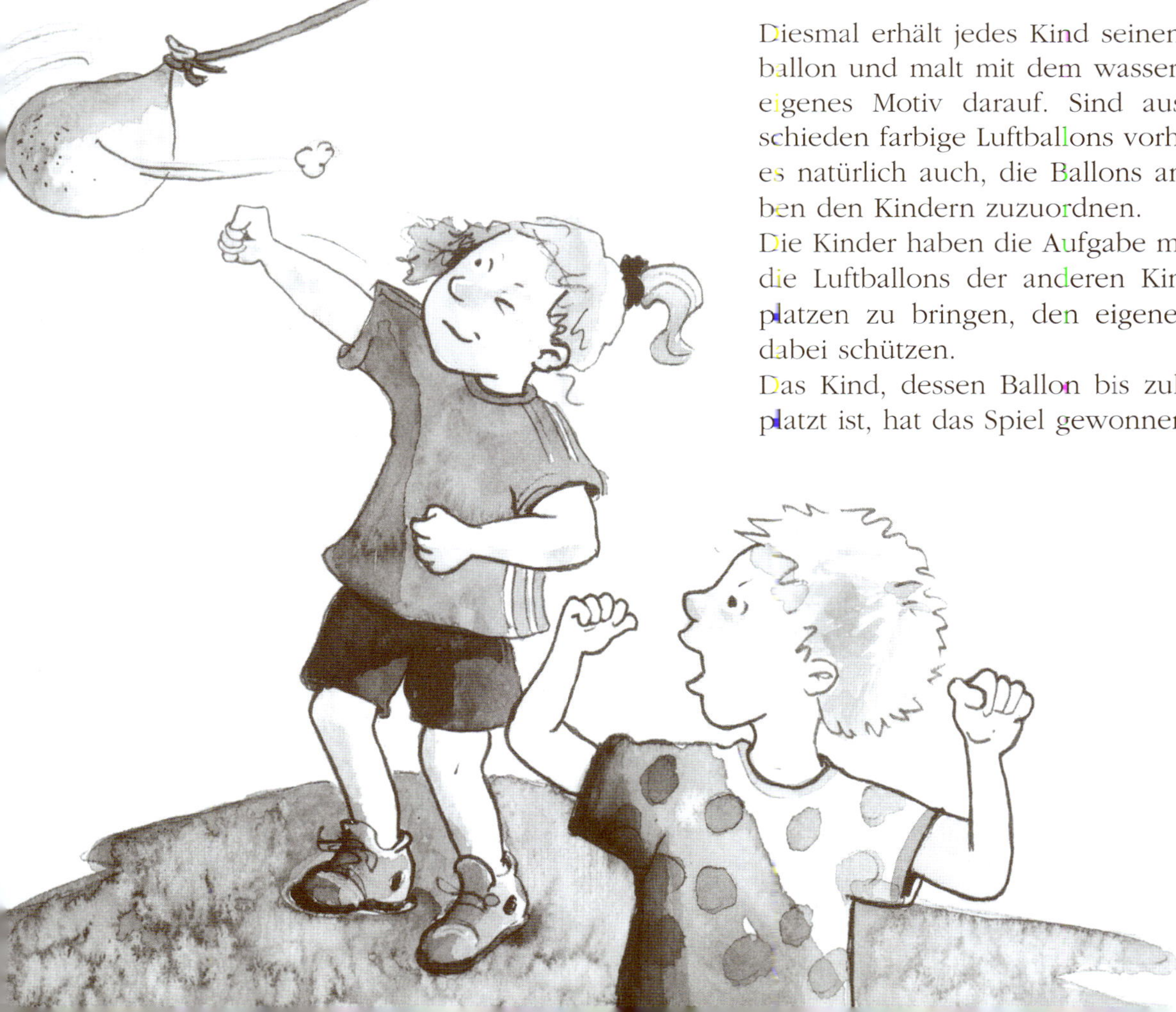

Kissenschleuder

Alter: ab 4 Jahren
Material: 1 Luftballon pro Kinderpaar, 1 kleines Kissen pro Kind; evtl. 1 Glöckchen pro Luftballon, 1 Luftballon pro Kind (verschiedene Farben), 1 wasserfester Stift

Die Kinder finden sich zu Paaren zusammen, nehmen sich einen Luftballon und zwei Kissen und pusten den Ballon auf. Wer mag, gibt vor dem Aufpusten noch ein Glöckchen in jeden Ballon.
Der verknotete Ballon wird auf den Boden gelegt und die Kinder werfen abwechselnd mit ihrem Kissen auf den Ballon, bis dieser platzt.
Die Spielleitung teilt bei Bedarf weitere Ballons aus.

Variante für ältere Kinder

Diesmal erhält jedes Kind seinen eigenen Luftballon und malt mit dem wasserfesten Stift ein eigenes Motiv darauf. Sind ausreichend verschieden farbige Luftballons vorhanden, genügt es natürlich auch, die Ballons anhand der Farben den Kindern zuzuordnen.
Die Kinder haben die Aufgabe mit ihren Kissen die Luftballons der anderen Kinder zum Zerplatzen zu bringen, den eigenen Ballon aber dabei schützen.
Das Kind, dessen Ballon bis zuletzt nicht zerplatzt ist, hat das Spiel gewonnen.

Feinmotorik

Feinmotorische Fähigkeiten brauchen wir z. B. beim Schreiben, beim Schuhe binden, um eine Jacke zu zuknöpfen und beim Ausschneiden. All die kleinräumigen Bewegungen in unserem Alltag erfordern einen individuell abgestimmten Krafteinsatz.
Ein Kartenhaus aufzubauen erfordert beispielsweise viel Ruhe und Geduld, denn ein kleiner Stoß bringt es zum Umfallen. Beim ersten Malen auf einem Blatt fällt es Kindern schwer, mit dem Stift nicht über den Blattrand hinaus zu malen. Erst durch das Abstimmen ihres Muskeleinsatzes gelingt es ihnen, ein Bild auf das Blatt zu beschränken.
Diese Beispiele zeigen, dass Kinder viele Gelegenheiten benötigen, um den Muskeleinsatz für verschiedene Tätigkeiten zu üben. Grundlage dafür ist allerdings – wie im vorigen Kapitel beschrieben – eine funktionierende Grobmotorik, ohne die sich die Feinmotorik nicht ausbilden kann!
Die Auswirkungen von Defiziten in diesem Bereich sind oft nicht eindeutig zuzuordnen:
Da weigert sich ein Kind auf einmal kategorisch seine nagelneue Jacke anzuziehen, obwohl es sie selbst ausgesucht hat – genau die musste es sein! Die Eltern reagieren verärgert, schließlich hat die Jacke viel Geld gekostet und hängt jetzt nur im Schrank.
Erst bei genauerem Nachforschen wird klar, dass dem Kind die Jacke zwar nach wie vor gefällt, es aber mit den Knöpfen nicht zurecht kommt: Bei jedem An- und Ausziehen quält es sich damit und muss oft im Kindergarten eine Erzieherin um Hilfe bitten, während die anderen Kinder schon längst beim Spielen sind.
So fühlen sich Kinder nicht nur missverstanden, sondern auch oft frustriert, wenn sie kleine, alltägliche Dinge nicht selbstständig ausführen können.
Mit den folgenden Spielen werden sie bald sicher zu kleinen MeisterInnen der Feinmotorik!

Die verlorenen Kleidungsstücke

Ein starker Sturm ist aufgekommen und hat die ganze Wäsche von der Leine gerissen – wer hilft, die Sachen schnell einzusammeln, bevor der Wind wieder einsetzt und sie in alle Richtungen verstreut?

Alter: ab 3 Jahren
Material: 1 Wäschekorb oder kleiner Karton, 5-10 Kleidungstücke oder Stoffreste und 2 Wäscheklammern pro Kind; evtl. 1 Wäschekorb oder kleiner Karton pro Kind, 1 Wäscheleine, Stoppuhr

Die Spielleitung stellt den Wäschekorb in die Mitte des Raumes oder der Wiese. Darum herum verteilt sie in unterschiedlichen Abständen die Kleidungsstücke.
Jedes Kind erhält zwei Wäscheklammern und nimmt eine in jede Hand, um damit die verlorenen Kleidungsstücke aufzusammeln.
Auf ein Signal der Spielleitung laufen die Kinder los und sammeln ganz fix alle Kleidungsstücke ein, um sie in den Korb zu legen. Geht unterwegs ein Kleidungsstück verloren, nehmen die Kinder es erneut mit den Klammern auf und befördern es so zum Korb. Natürlich dürfen die Kinder dabei **nicht** ihre Hände zu Hilfe nehmen!

Varianten für ältere Kinder

- Alle Kinder erhalten einen eigenen Wäschekorb bzw. kleinen Karton und eine Wäscheklammer, mit der sie um die Wette möglichst viele Kleidungsstücke in ihren Korb befördern.

Sind alle Teile aufgesammelt, fragt die Spielleitung nach bestimmten Kleidungsstücken: Wer hat das kleinste oder das größte Teil in seinem Korb, wer ein gelbes, ein gemustertes usw. Da die Kinder zuvor nicht wissen, was sie sammeln sollen, ergeben sich die GewinnerInnen ganz überraschend! So können auch Kinder ein Erfolgserlebnis haben, die im Bereich Feinmotorik noch Schwierigkeiten haben.
Benutzen alle Kinder in der ersten Runde nur die rechte Hand zum Aufsammeln, beim nächsten Durchgang die linke Hand, schulen sie gleichzeitig ihre Seitigkeitsentwicklung.

◆ *Der Sturm ist endgültig vorüber und die Sonne scheint wieder: Nun können alle Wäschestücke wieder an die Leine gehängt werden.*

Die Spielleitung spannt eine Wäscheleine in Kopfhöhe der Kinder und verteilt alle Klammern und Kleidungsstücke auf dem Boden unter der Leine.
Dann tickt die Uhr: Alle Kinder laufen los, heben ein Wäschestück und ein oder zwei Klammern auf und laufen damit zur Wäscheleine, wo sie das Teil befestigen.
Wenn alle Stoffreste an der Leine hängen, stoppt die Spielleitung die Zeit – vielleicht klappt's in der zweiten Runde schneller?

Krokodilspiel

Alter: ab 4 Jahren
Material: Wäscheleine, 1 kleine Schale oder Dose und 5-10 Wäscheklammern pro Kind
Ort: Innenraum (mit glattem Bodenbelag)

Die Spielleitung befestigt auf der einen Seite des Raumes in ca. 30 cm Höhe die Wäscheleine an einem Stuhlbein. Sie stellt die Schalen an der gegenüberliegenden Wand in einer Reihe auf und steckt alle Klammern an die Leine. Das zweite Ende der Wäscheleine nimmt sie in die Hand und hält die Leine so auf Spannung.
Die Kinder spielen Krokodile und dürfen sich nur robbend fortbewegen. Alle legen sich neben ihre Schalen – bereit für das große Fressen!
Wenn die Spielleitung das Startsignal gibt, robben alle Kinder zur Wäscheleine und ziehen eine Klammer mit dem Mund ab. Damit robben sie zurück zu ihren Schalen und legen die Klammern mit dem Mund hinein, ohne die Hände zu Hilfe zu nehmen.
Hängt keine Klammer mehr an der Leine, wird gezählt, welches der Krokodile am gefräßigsten war.

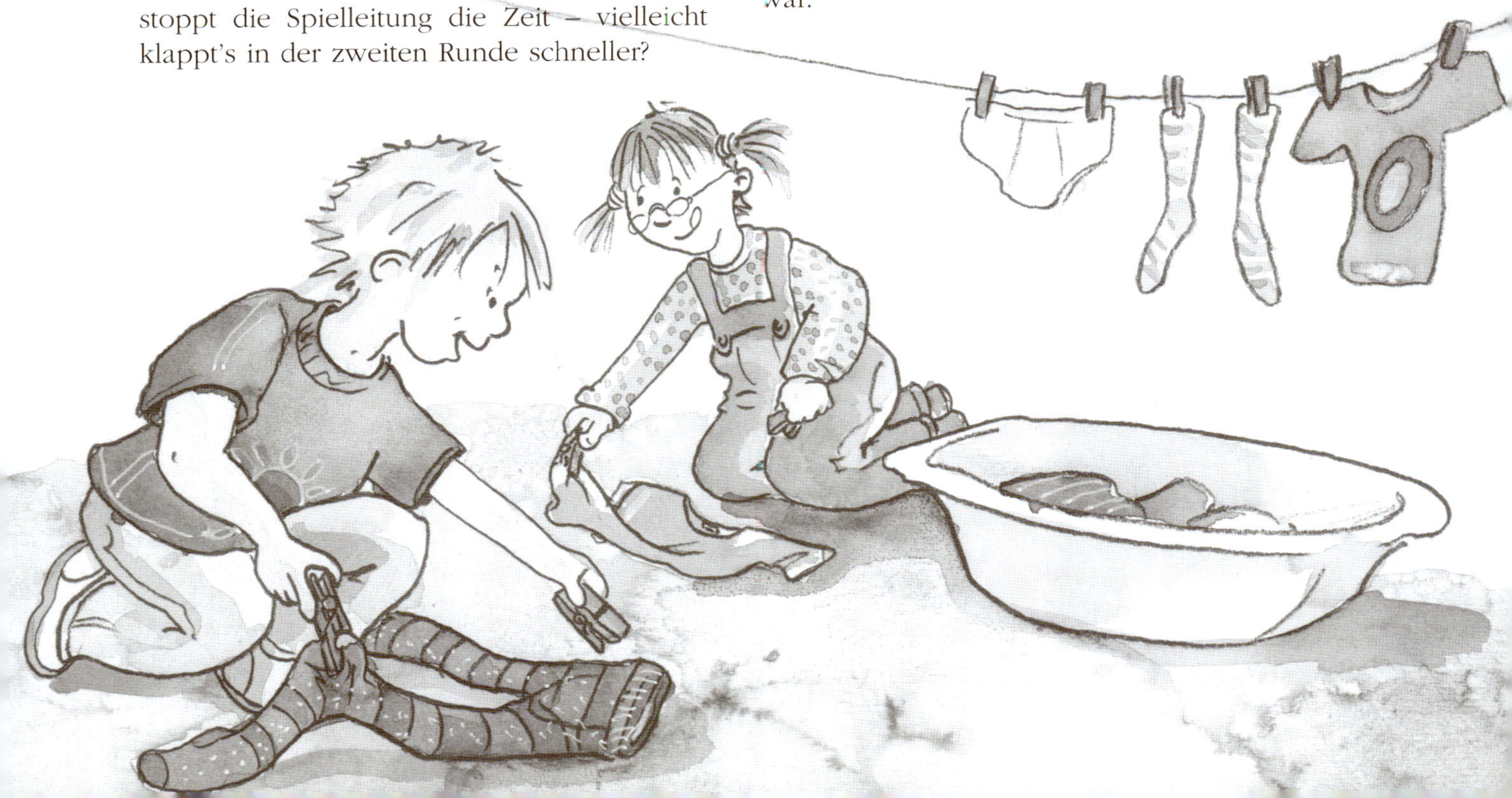

Zehengrabscher

Bei diesem Spiel wird die Feinmotorik der Füße und Zehen gefördert. Am Anfang wird es bei den Kindern nicht so schnell klappen, denn meistens haben die Füße in Schuhen wenig Bewegungsfreiheit und nur selten Gelegenheit ihre Muskulatur zu gebrauchen.

Alter: ab 3 Jahren
Material: 1 Karton und je 2-3 Haushaltsgummis, Murmeln, Bauklötzchen, Stoffreste, Stofftiere, alte Zeitungen, kleine Stücke Alufolie, Korken

Die Spielleitung stellt den Karton in der Mitte des Raumes oder der Wiese auf. Die Kinder verteilen darum herum alle Alltagsmaterialien und ziehen ihre Schuhe und Strümpfe aus.
Die Kinder spielen „Zehengrabscher“: Sie suchen sich einen Gegenstand aus, greifen ihn mit ihren Zehen und hinken zum Karton in der Mitte, um ihn dort hineinzulegen.
Wie fühlen sich die Materialien an den Füßen an? Welche Gegenstände lassen sich leicht greifen und welche scheinen geradezu am Boden zu kleben?

Hinweis: Zur Schulung der Seitigkeitsentwicklung gibt die Spielleitung pro Spielrunde entweder den linken oder den rechten Fuß vor.

Achtung:
- Keine kantigen oder gar spitzen Gegenstände verwenden!
- Spielen die Kinder draußen, achtet die Spielleitung darauf, dass keine Scherben oder spitzen Steine etc. herumliegen.

Bauklötzchentanz

Alter: ab 3 Jahren
Material: mind. 3 Bauklötzchen pro Kind in möglichst vielen unterschiedlichen Formen, 1 Schuhkarton pro Bauklötzchenform, Stift, Schere, Musik

Vorbereitung:
Die Spielleitung legt auf den Deckel jedes Schuhkartons eine andere Form der Bauklötzchen, umrandet sie mit dem Stift und schneidet die Form aus.

Spielablauf:
Die Spielleitung verteilt alle präparierten Schuhkartons und die Bauklötzchen durcheinander auf dem Boden.
Sie spielt für kurze Zeit Musik und die Kinder tanzen dazu.
Bei Musikstopp nimmt sich jedes Kind ein Bauklötzchen, sucht den passenden Karton und steckt es durch die Öffnung. Sind alle Kinder fertig, startet die Spielleitung die Musik wieder. Das Spiel ist zu Ende, wenn die Kinder alle Bauklötzchen einsortiert haben.

Luftschlangen schnipseln

Nicht nur die Feinmotorik wird hier angesprochen, sondern das Bewegungsspiel unterstützt auch die Raumwahrnehmung und Koordination.
Die Variante des Spiels bedeutet eine zusätzliche Kraftschulung besonders im Beinbereich.

Alter: ab 4 Jahren
Material: 1 Wäscheleine, 1 Luftschlange und 1 Bastelschere pro Kind
Anzahl: max. 10 Kinder gleichzeitig

Die Spielleitung befestigt die Wäscheleine weit oben zwischen zwei Wänden oder zwei Bäu-

men. Sie teilt den Kindern jeweils eine Luftschlange aus, die sie mit kräftigem Pusten abrollen. Alle Luftschlangen werden über die Leine gehängt, sodass sich die Kinder ein wenig strecken müssen, um an die Luftschlangen heran zu reichen.
Alle Kinder nehmen sich eine der bereitgestellten Bastelscheren. Sie gehen zu ihren Luftschlangen, recken sich nach oben und schneiden mit ihrer Schere ein möglichst langes Stück der Luftschlange ab. Die Spielleitung senkt daraufhin die Leine weiter nach unten, sodass die Kinder ein weiteres Stück abschneiden können. Nach dem letzten Durchgang vergleichen die Kinder ihre Luftschlangenstücke: Wer hat die längsten Stücke abschneiden können oder hat sogar weniger Stücke als die anderen?

Achtung: Bei sehr unruhigen Kindern empfiehlt sich das Abschneiden der Luftschlangen nacheinander, damit die Kinder sich mit den Scheren nicht gegenseitig verletzten.

Variante

Die Kinder stellen sich mit einem Abstand von ca. 4 m von der Leine entfernt auf und bewegen sich auf ein Signal der Spielleitung wie Tiere von ihrem Platz zur Wäscheleine. Sie watscheln z. B. wie eine Ente und springen aus der Hocke hoch, um ein großes Stück Luftschlange abzuschneiden. Danach hüpfen die Kinder wie ein Frosch oder kriechen wie eine Schlange. Die Spielleitung variiert die Höhe der Leine entsprechend, damit auch eine „Schlange" ihre Luftschlange erreichen kann. Sicherlich haben die Kinder noch weitere Ideen, welche Tiere sie imitieren können.

Hinweis: Sind die Kinder sehr unterschiedlich groß, befestigt die Spielleitung die Wäscheleine nur an einem Ende und hält das andere in der Hand, sodass die Leine leicht schief hängt. Dadurch kann jedes Kind seiner Größe entsprechend an der richtigen Höhe spielen.

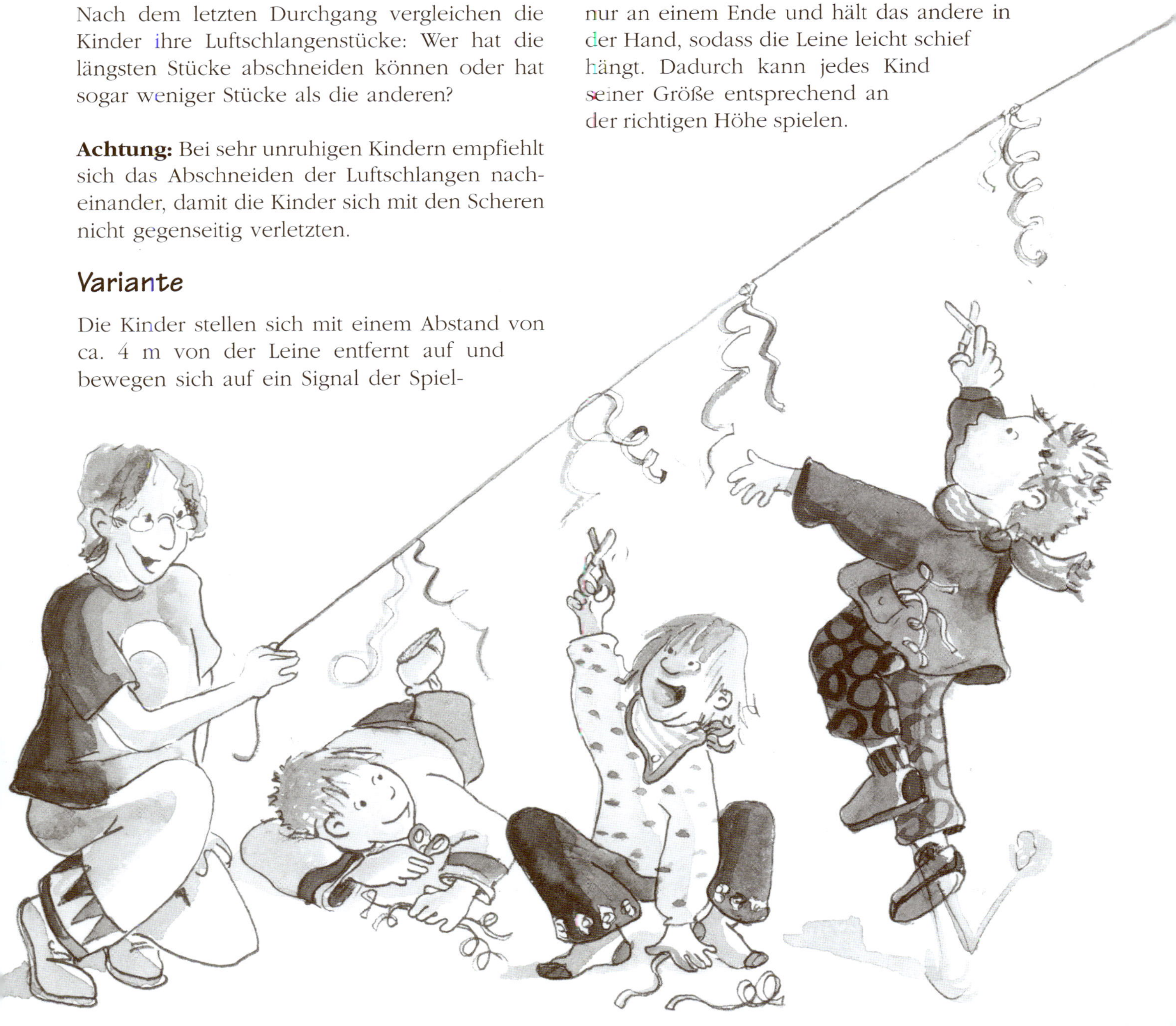

Silhouetten malen

Dieses Spiel fördert neben der Feinmotorik auch die Konzentration und das abstrakte Denken, wenn die Kinder anhand der Silhouetten die Personen zuordnen.

Alter: ab 3 Jahren
Material: 1 Filzstift pro Kinderpaar, 1 Stück Tapete pro Kind entsprechend der Körpergröße

Die Kinder finden sich zu Paaren zusammen und nehmen sich jeweils einen Stift und zwei Tapetenstücke. Sie suchen sich einen Platz und legen ein Tapetenstück auf den Boden. Ein Kind beginnt verschiedene Körperteile des anderen auf der Tapete abzumalen, z. B. seine Hand, den Fuß, den Arm oder das Bein.
Möchte das Kind einen Umriss seines ganzen Körpers erhalten, legt es sich auf die Tapete und sein Partner zeichnet mit dem Stift den gesamten Körper nach.
Zum Schluss wechseln die Kinder die Rollen.
Sind von allen Kindern Silhouetten erstellt worden, werden die Zeichnungen in die Mitte gelegt. Die Kinder schauen sich die Silhouetten an, um zu erraten, welche Silhouette zu welchem Kind gehört.
Werden die Tapetenstücke an die Wand gehängt, entsteht eine kleine Silhouetten-Galerie!

Schattenmotive

Dieses Spiel erfordert eine hohe Konzentration und wirkt gleichzeitig sehr beruhigend auf Kinder.

Alter: ab 4 Jahren
Material: 1 Taschenlampe und 1 Stuhl oder Tisch pro Kinderpaar
Anzahl: 2 Kinder pro Taschenlampe
Ort: verdunkelbarer Raum

Die Kinder finden sich paarweise zusammen und nehmen sich eine Taschenlampe. Sie schalten die Lampe ein und legen sie auf einen Stuhl oder Tisch, sodass der Lichtstrahl auf eine Wand gerichtet ist, während die Spielleitung den Raum gut abdunkelt.
Die Kinder werfen Schattenmotive an die Wand. Dazu hält abwechselnd ein Kind seine Hand in den Lichtstrahl und formt seine Hände zu verschiedenen Figuren oder Tieren. Das andere Kind errät, was das Schattenmotiv darstellt.

Variante für ältere Kinder

Die Kinder spielen mit den Händen oder den nackten Füßen gemeinsam im Lichtstrahl Theater. Sie erfinden eine Figur und leihen dieser ihre Stimme. Wenn die Paare mögen, zeigen sie ihr Schattentheater zum Schluss der gesamten Kindergruppe.

Zehentheater

Alter: ab 5 Jahren
Material: 1 Stuhl pro Kinderpaar, Schminkstifte in verschiedenen Farben, 1 großer Spiegel; evtl. Märchenbuch

Alle Kinder finden sich zu Paaren zusammen und ziehen ihre Schuhe und Strümpfe aus. Jedes Paar nimmt sich einen Stuhl und ein paar Schminkstifte.
Alle Kinder malen sich gegenseitig lustige Gesichter auf ihre Füße und Zehen. Sie betrachten ihre Fußgesichter in dem großen Spiegel und bewegen ihre Füße hin und her um sich warm zu spielen.
Sie setzen sich auf den Boden neben ihren Stuhl und legen ihre Waden auf die Sitzfläche. Jedes Kind kann nun dem anderen eine kleine Geschichte vorspielen, wozu es nicht nur die bemalten Füße bewegt, sondern auch der Figur auf seinem Fuß die eigene Stimme leiht.

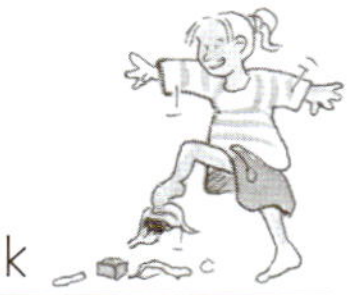

Variante für ältere Kinder

Alle Stühle werden im Kreis aufgestellt, sodass jede Lehne nach rechts zeigt.
Die Spielleitung sucht ein Märchen aus, in dem viele verschiedene Figuren vorkommen und stellt sie den Kindern kurz vor. Jedes Kind sucht sich eine Figur aus der Geschichte aus – auch mehrfache Besetzung ist erlaubt.
Gegenseitig malen die Kinder sich ihre Figur auf einen Fuß und legen sich nebeneinander hinter ihren Stuhl mit dem bemalten Fuß zur Kreismitte.
Die Spielleitung liest das Märchen vor und jedes Mal, wenn eine Figur genannt wird, reagiert das entsprechende Kind. Es kann z. B. mit seinem Fuß wackeln, kreisen, ihn hoch und runter bewegen oder die Zehen krümmen.

Kartenhäuser

Alter: ab 5 Jahren
Material: jeweils mind. 3-5 runde und eckige Bierdeckel pro Kind, 1 Tisch für max. 4 Kinder; evtl. verschiedene Flaschenkorken
Ort: Innenraum

Die Spielleitung verteilt an jedes Kind die Bierdeckel.
Die Kinder bauen zunächst mit den eckigen Bierdeckeln ein Kartenhaus. Dabei kann das Spiel verschiedene Aufgaben zum Ziel haben:

- Die Spielleitung gibt eine bestimmte Zeit vor, in der die Kinder ein Kartenhaus bauen sollen, das stehen bleibt.
- Die Kinder spielen um die Wette: Wer hat zuerst ein „Zweifamilienhaus" gebaut?
- Wessen Haus sicher steht, kann eine Familie einziehen lassen: Die Kinder stellen ganz vorsichtig verschiedene Flaschenkorken in ihr Häuschen.
- Ältere und geübtere Kinder bauen ihre Häuser mit runden Deckeln.
- Alle Kinder bauen gemeinsam eine Einkaufszeile auf einem Tisch, sodass jedes Kind ein Geschäft mit mind. 2 Bierdeckeln an das nächste reiht.

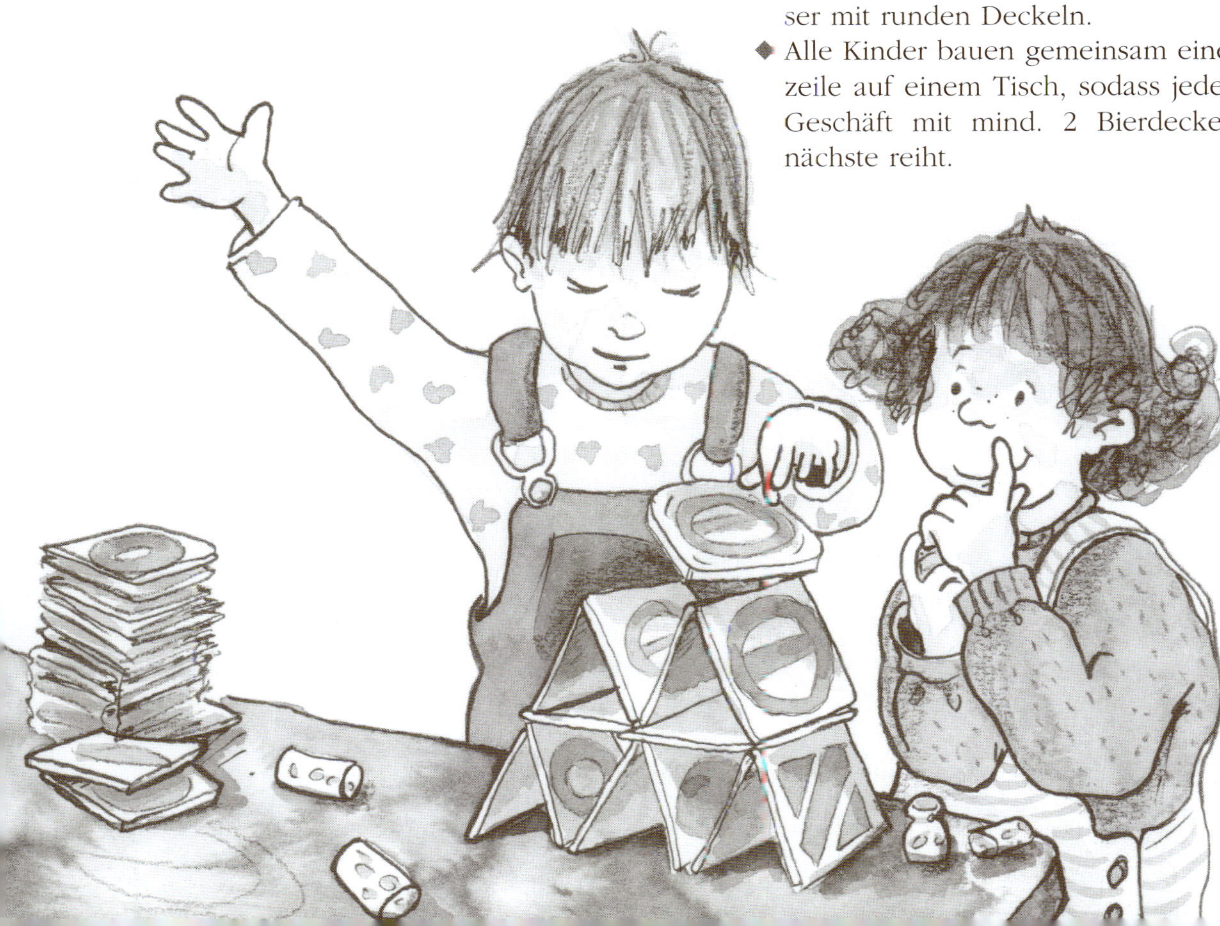

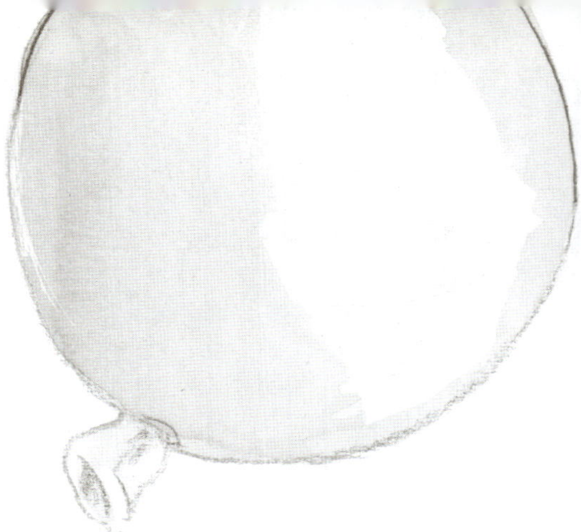

Der Schiefe Turm von Pisa

Bei diesem Spiel liegt ein weiterer Schwerpunkt auf der Seitigkeitsentwicklung und der beidseitigen Schulung der Hände.

Alter: ab 3 Jahren
Material: 10-12 Wäscheklammern pro Kind

Jedes Kind nimmt sich einige Wäscheklammern und sucht sich einen Partner. Ein Kind spielt zunächst den Träger und nimmt eine Klammer mit beiden Flügeln nach oben gerichtet in die Hand. Das andere Kind steckt eine Wäscheklammer nach der anderen an einen Flügel der vorherigen Klammer, sodass ein Turm entsteht. Dazu darf es ausschließlich entweder die rechte oder die linke Hand benutzen! Je höher der Turm wird, desto weiter wird er sich allerdings zur Seite neigen und schließlich abbrechen.
Wenn der Turm umgefallen ist, zählen die Kinder mithilfe der Spielleitung die Wäscheklammern, die sie zum Bau des Turmes benötigt haben.
Jetzt ist das andere Kind an der Reihe.
Wer baut den höchsten und schiefsten Turm von Pisa? Wird der Turm größer, wenn er mit der rechten oder mit der linken Hand gebaut wird?

Ballonflug

Bei diesem Spiel ist ebenso Geschicklichkeit wie eine gelungene Koordination von Augen und Händen gefragt.

Alter: ab 5 Jahren
Material: 1 Luftballon und 1 Wäscheklammer pro Kinderpaar; evtl. 1 Glöckchen pro Luftballon

Die Kinder finden sich paarweise zusammen. Die Spielleitung teilt jedem Kinderpaar einen Luftballon und eine Wäscheklammer aus.
Die Kinder pusten ihren Ballon ganz groß auf und verknoten ihn. Die Spielleitung achtet darauf, dass der Ballon prall gefüllt ist, denn je größer der Ballon, desto langsamer fällt er zu Boden.
Ein Kind nimmt den Luftballon und schickt ihn auf die Reise. Dazu wirft es den Ballon ganz weit nach oben. Während der Luftballon wieder zurück auf den Boden schwebt, befestigt das Partnerkind schnell eine Wäscheklammer an dem Knoten des Ballons. Das ist gar nicht so einfach, denn der Ballon ist immer nur einen kurzen Moment auf der Augenhöhe des Kindes, wo es die Klammer anbringen kann.
Bevor der Ballonflug zu Ende ist und der Luftballon auf dem Boden landet, muss die Wäscheklammer schon an dem Knoten des Ballons hängen.

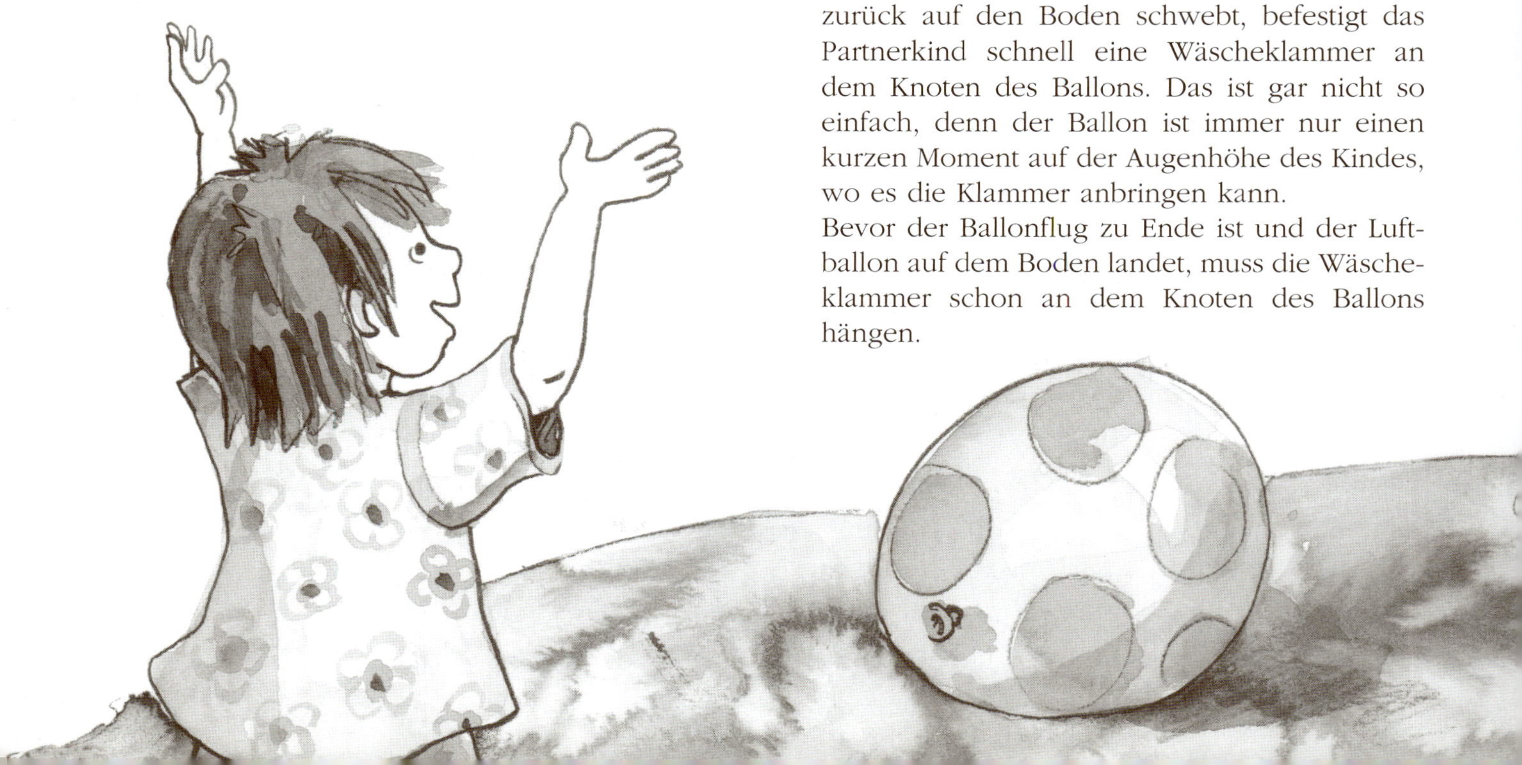

Variante

Die Spielleitung steckt in jeden Luftballon vor dem Aufpusten ein Glöckchen hinein.
Das Kind, das die Wäscheklammer ansteckt, muss besonders vorsichtig sein, denn dabei darf das Glöckchen nicht zu hören sein! Wer ist wohl am Geschicktesten?

Fußmalerei

Dieses Spiel dient sowohl der Gleichgewichtsschulung als auch der Körperwahrnehmung. Es stellt für Kinder meist eine neue Erfahrung dar, wenn sie sehen, was sie mit ihrem Körper alles produzieren können.

Alter: ab 4 Jahren
Material: 1 Stück Kreide pro Kind, evtl. 1 dicker Filzstift und 3 Blätter Papier pro Kind
Ort: Asphaltfläche

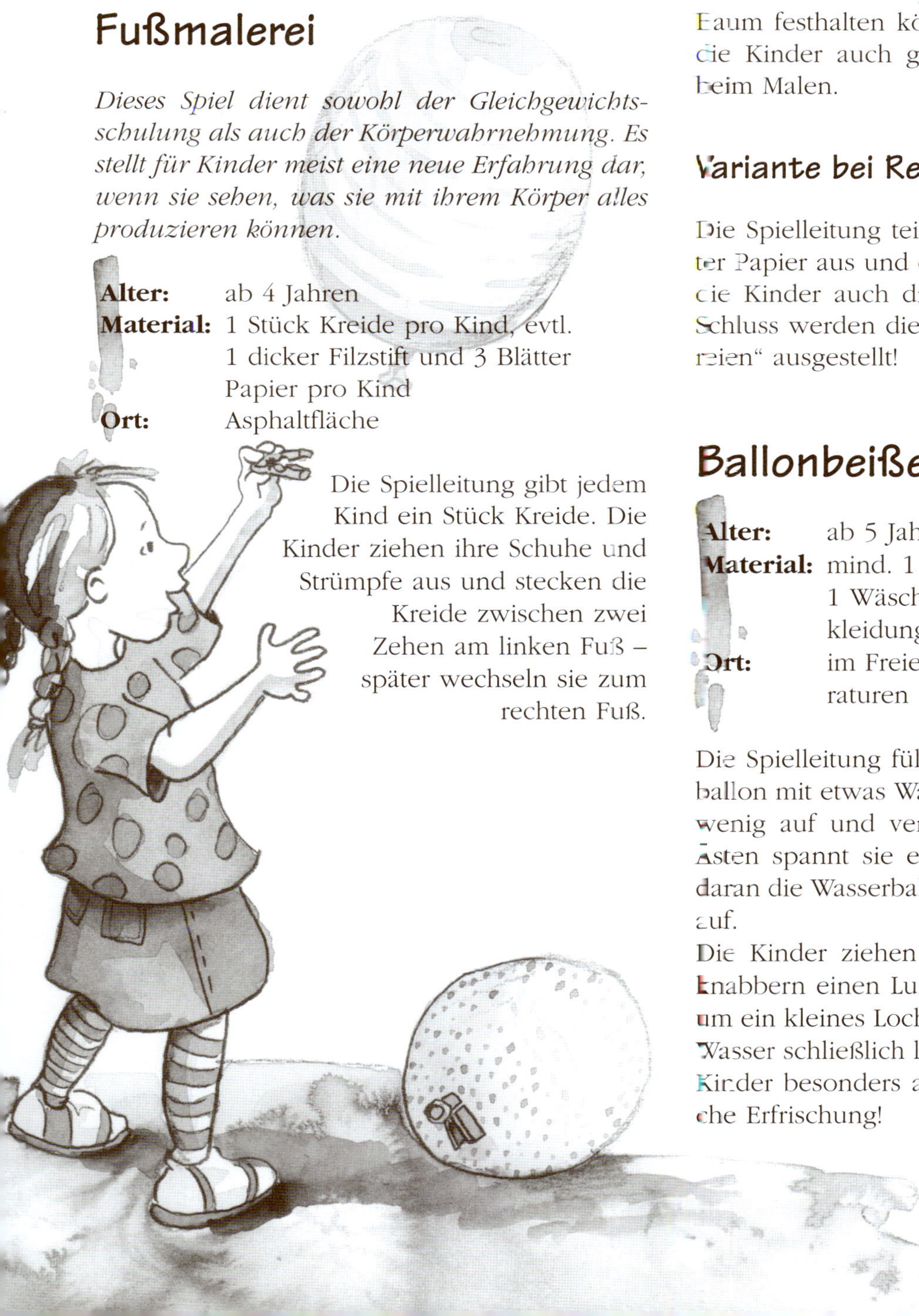

Die Spielleitung gibt jedem Kind ein Stück Kreide. Die Kinder ziehen ihre Schuhe und Strümpfe aus und stecken die Kreide zwischen zwei Zehen am linken Fuß – später wechseln sie zum rechten Fuß.

Die Spielleitung kann verschiedene Motive wie Blume, Haus, Baum, Kreis o. Ä. vorgeben oder die Kinder denken sich selbst ein Motiv aus.
Werden die Bilder im Sitzen auf den Boden gemalt, stützen sich die Kinder mit beiden Händen neben dem Körper ab. Dabei lehnen sie den Rücken leicht nach hinten, sodass sie die Balance halten können.
Malen die Kinder im Stehen, sollten sie sich einen Platz suchen, wo sie sich z. B. an einem Baum festhalten können. Vielleicht helfen sich die Kinder auch gegenseitig und stützen sich beim Malen.

Variante bei Regen

Die Spielleitung teilt jedem Kind ein paar Blätter Papier aus und einen dicken Filzstift, sodass die Kinder auch drinnen malen können. Zum Schluss werden die Zeichnungen als „Fußmalereien" ausgestellt!

Ballonbeißer

Alter: ab 5 Jahren
Material: mind. 1 Luftballon pro Kind, 1 Wäscheleine, Kordel, Badekleidung
Ort: im Freien bei sommerlichen Temperaturen

Die Spielleitung füllt für jedes Kind einen Luftballon mit etwas Wasser, pustet diesen noch ein wenig auf und verknotet ihn. Zwischen zwei Ästen spannt sie eine Wäscheleine und hängt daran die Wasserballons mit einem Stück Kordel auf.
Die Kinder ziehen ihre Badekleidung an und knabbern einen Luftballon mit den Zähnen an, um ein kleines Loch hinein zu beißen. Läuft das Wasser schließlich langsam heraus, ist es für die Kinder besonders an heißen Tagen eine herrliche Erfrischung!

Gleichgewicht

Das Gleichgewicht spielt nicht nur in der Motorik eine große Rolle, sondern auch für unseren Gemütszustand. Bei einer einseitigen Belastung sind Körper, Geist und Seele nicht im Gleichgewicht. Um den Halt nicht zu verlieren, bemühen wir uns Schwankungen auszubalancieren. Damit wir dabei aber nicht auf die Nase fallen, müssen wir über unseren Körper viele Informationen sammeln und vor allen Dingen schnell weiterleiten, sodass unsere Muskeln mit Bewegungen darauf reagieren können.
Kinder, die unter Gleichgewichtsstörungen leiden, fühlen sich nicht sehr wohl. Sie spielen ungern im Freien, weil dort kaum Möglichkeiten zum Festhalten sind; sie klettern nicht gerne, denn dabei wird ihnen schwindelig usw.
Damit Kinder in ihrer Bewegungsfreiheit also nicht extrem gehemmt sind, ist ein ausgeprägtes Gleichgewichtsgefühl besonders wichtig. Andernfalls ziehen sie sich zurück und sind in der Schule schnell als Angsthase verschrien.
Ziel der folgenden Spiele ist es, vor allem die Reizweiterleitung zu trainieren. Hier wird das Gleichgewicht auf die Probe gestellt, gereizt und geübt. So bekommen Kinder die Möglichkeit, ein gutes Gleichgewichtsgefühl zu entwickeln.

Handtuch-Rutschbahn

Bei diesem Spiel wird in erster Linie das dynamische Gleichgewicht angesprochen, das leider oft vernachlässigt wird, aber für die gesamte Körperwahrnehmung besonders wichtig ist.

Alter: ab 4 Jahren
Material: 1 Handtuch für 3 Kinder; evtl. Stofftiere, Korken, Wattebällchen, Bierdeckel oder andere Alltagsmaterialien (s. S. 11)
Ort: Raum mit glattem Boden (z. B. Laminat oder Fliesen) und genügend Platz

Die Kinder finden sich zu Dritt in einer Gruppe zusammen und nehmen sich ein Handtuch.
Sie breiten es auf dem Boden aus und ein Kind aus jedem Team nimmt darauf im Schneidersitz Platz. Die beiden anderen Kinder fassen je einen Zipfel des Handtuchs und ziehen es mit dem sitzenden Kind über den Boden. Bei dieser wilden Rutschpartie das Gleichgewicht nicht zu verlieren, ist nicht nur in den Kurven schwierig!
Die Kinder tauschen zweimal ihre Rollen, sodass jedes Kind einmal gezogen wurde.
Die Spielleitung kann verschiedene Bewegungsideen vorgeben, wobei sie darauf achtet, dass die Kinder zuerst mit den langsamen und sanften Bewegungen anfangen. Mögliche Bewegungsideen:

- schwer beladen im Schneckentempo rutschen,
- große Kurven fahren,
- kleine Kurven fahren,
- im Kreis fahren,
- schnelles Fahren auf der „Turbo-Rutschbahn",
- Anfahren und sanftes Abbremsen.

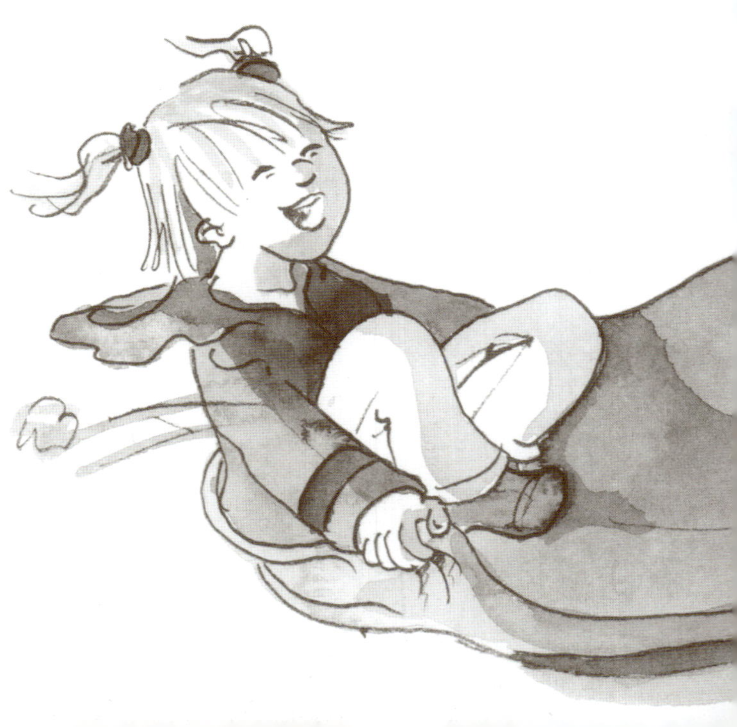

Variante für ältere Kinder

Die Spielleitung verteilt die Alltagsmaterialien im ganzen Raum.
Die Kinder haben eine bestimmte Zeit zur Verfügung, sich gegenseitig durch den Raum zu ziehen, wobei sie auf keinen Fall anhalten dürfen. Das Kind, das auf dem Handtuch sitzt, hat dabei die Aufgabe, so viele Gegenstände wie möglich einzusammeln und auf sein Handtuch zu legen. Doch Vorsicht – alle sammelnden Kinder dürfen auch an einem vorbeiziehenden Rutsch-Gespann in das Handtuch greifen und sich einen oder mehrere Gegenstände dort herausholen!
Welches Team hat nach der abgelaufenen Spielzeit die meisten Gegenstände eingesammelt?

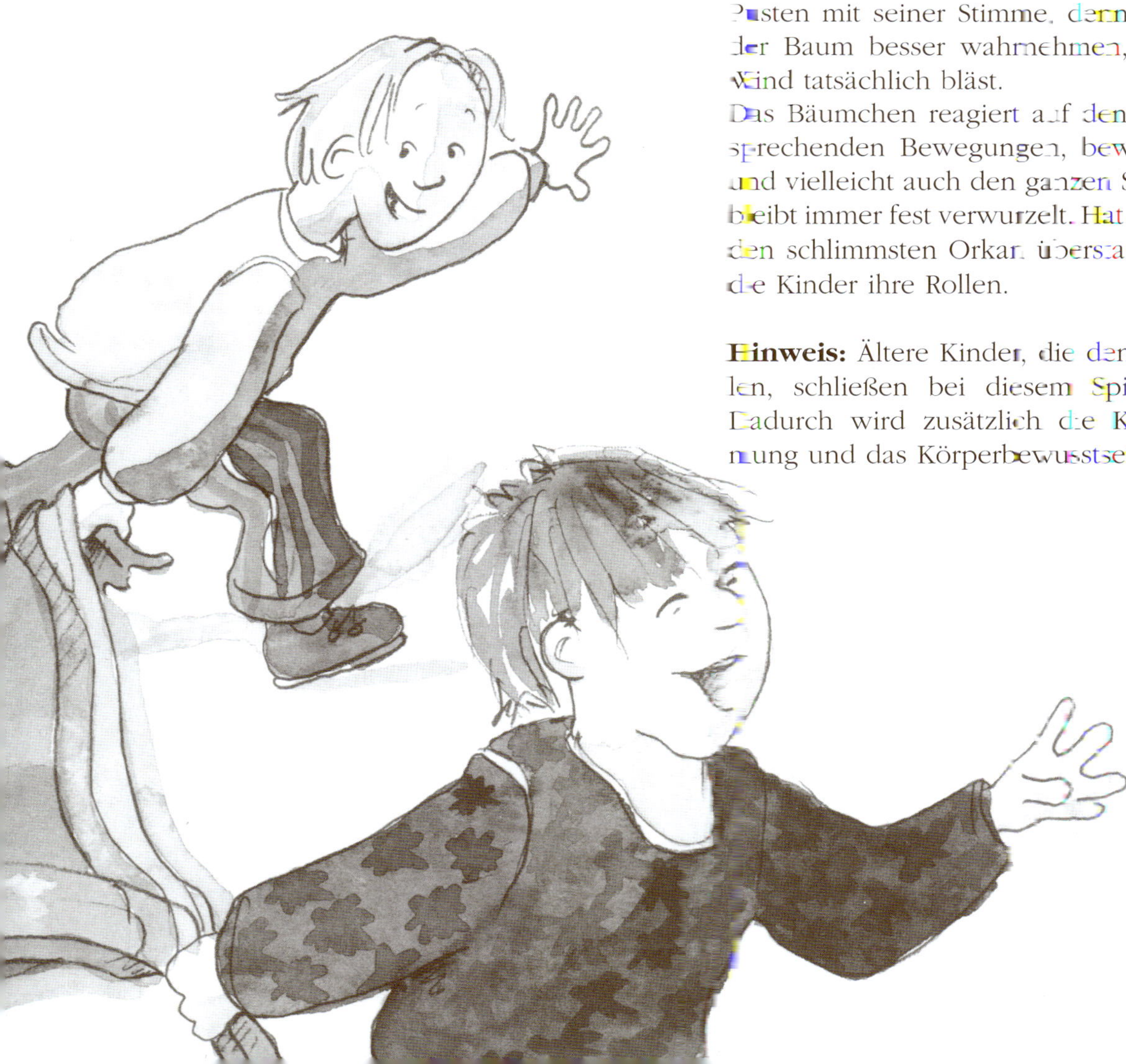

Bäumchen im Wind

Alter: ab 3 Jahren
Material: keins

Die Kinder finden sich zu Paaren zusammen und ziehen Schuhe und Strümpfe aus.
Jeweils eines der beiden Kinder spielt einen Baum: Dazu stellt es sich mit leicht gegrätschten Beinen hin und „schlägt Wurzeln", d. h. es macht mit seinen Zehen Greifbewegungen und rollt die Füße auf und ab, bis es das Gefühl hat sicher zu stehen. Das Kind streckt die Arme waagerecht zur Seite: Diese stellen die Äste des Bäumchens dar.
Das Partnerkind spielt den Wind und pustet um den Baum herum. Mal pustet der Wind ganz sanft, dann ganz heftig oder es kommen gar Windböen auf. Das Kind unterstützt dabei sein Pusten mit seiner Stimme, denn dadurch kann der Baum besser wahrnehmen, wie stark der Wind tatsächlich bläst.
Das Bäumchen reagiert auf den Wind mit entsprechenden Bewegungen, bewegt seine Äste und vielleicht auch den ganzen Stamm, doch es bleibt immer fest verwurzelt. Hat der Baum auch den schlimmsten Orkan überstanden, tauschen die Kinder ihre Rollen.

Hinweis: Ältere Kinder, die den Baum darstellen, schließen bei diesem Spiel die Augen. Dadurch wird zusätzlich die Körperwahrnehmung und das Körperbewusstsein geschult.

Schlittschuhlaufen

Bei diesem Spiel steht neben der Gleichgewichtsschulung auch die Materialerfahrung im Vordergrund. Außerdem erfahren die Kinder physikalische Gesetze wie z. B. Reibung. Das Spiel stellt damit eine direkte Verbindung von der Außenwelt zum eigenen Körper her.

Alter: ab 3 Jahren
Material: je 2 Chiffontücher, Staubtücher, Putztücher und Teppichfliesen pro Kind, mind. 1 Stuhl pro Kind; evtl. Kreppband
Ort: Raum mit glattem Boden (z. B. Laminat oder Fliesen)

Die Spielleitung legt die verschiedenen Tücher bereit und stellt die Stühle gleichmäßig verteilt im Raum auf. Je mehr Stühle aufgestellt werden, desto kleiner werden die Zwischenräume, wodurch sich der Schwierigkeitsgrad erhöht.
Alle Kinder ziehen Schuhe und Strümpfe aus und nehmen sich zwei Chiffontücher. Sie stellen sich barfuß auf die Tücher und laufen damit wie auf Schlittschuhen kreuz und quer durch den Raum zwischen den Stühlen durch. Außerdem achten sie darauf, kein anderes Kind zu berühren.
Nach einer kurzen Probephase macht die Spielleitung verschiedene Bewegungsvorschläge, z. B. vorwärts laufen, rückwärts laufen, Kurven drehen oder Paarlauf.
Zwischendurch tauschen die Kinder ihre „Schlittschuhe“ immer wieder gegen andere Tücher ein, bis sie alle Materialien ausprobiert haben. Auf welchen Tüchern lässt es sich am besten durch den Raum gleiten?

Roller-Staffel für ältere Kinder

Die Kinder finden sich in zwei oder mehr gleich großen Teams zusammen und jedes Kind nimmt sich eines der Tücher. Die Spielleitung stellt für jedes Team fünf Stühle in einer Slalomreihe auf. Davor markiert sie mit Kreppband die Startlinie, hinter der sich die Teams aufstellen.
Das erste Kind jeder Gruppe stellt sich mit einem Fuß auf sein Tuch und stößt sich mit dem anderen Fuß wie beim Rollerfahren immer wieder vom Boden ab. Dabei rutscht es einmal um die Stühle im Slalom herum, dreht am Ende der Stuhlreihe und kommt auf demselben Weg wieder zurück. Erst dann startet das nächste Kind aus dem Team.
Welches Team schafft die Roller-Staffel am schnellsten?

Balanceakt

Bei diesem Spiel ist auch das Sozialverhalten gefragt, denn die Kinder müssen sich miteinander abstimmen und aufeinander eingehen. Auch Berührungsängste werden abgebaut, weil der Balanceakt nur funktioniert, wenn die Kinder eng aneinander stehen und sich gegenseitig festhalten.

Alter: ab 4 Jahren
Material: mehrere Turnbänke oder gefällte Baumstämme

Die Spielleitung stellt zusammen mit den Kindern die Turnbänke im Raum auf oder sucht im Wald nach einem Platz mit gefällten Baumstämmen. Die Kinder verteilen sich gleichmäßig auf die Bänke bzw. Stämme und stellen sich an beiden Seiten an.
Von jeder Seite steigt jeweils ein Kind auf und läuft auf das andere Ende zu. Wenn sich die beiden Kinder in der Mitte treffen, müssen sie gemeinsam eine Lösung finden, wie sie aneinander vorbei kommen, ohne dass ein Kind he-

runter fällt. Der Balanceakt könnte z. B. so aussehen, dass sich beide die Hände reichen, ihre Beine miteinander verkreuzen und eine halbe Drehung dabei machen oder dass ein Kind durch die Beine des anderen kriecht oder über das andere hockende Kind steigt.

Falls der Balanceakt nicht gelingt, stellen sich die beiden Kinder wieder hinter den anderen Kindern an und das nächste Kinderpaar wagt den Balanceakt.

Bestimmt feuern die wartenden Kinder das balancierende Paar mit Zurufen und Vorschlägen für den Platzwechsel an und können sich schon einmal den besten Kniff abschauen!

Balancierbalken

Alter: ab 3 Jahren
Material: mind. 5-10 alte Autoreifen und lange Bretter oder Balken; evtl. mehrere Sandsäckchen
Ort: Wiese

Die Spielleitung verteilt gemeinsam mit den Kindern die Autoreifen auf dem Rasen und legt die Bretter so darauf, dass die Autoreifen miteinander verbunden werden.

Die Kinder balancieren nach verschiedenen Bewegungsideen über die Bretter:

- Sie laufen vorwärts und rückwärts über die Bretter.
- Sie hüpfen mit geschlossenen Füßen oder auf einem Bein.
- Ein Kind geht mit geschlossenen Augen und lässt sich von einem anderen Kind führen.
- Sie balancieren auf verschiedene Arten ein Sandsäckchen über die Balken: z. B. auf dem Kopf, unter dem Kinn, im Nacken oder ein Sandsäckchen auf jeder Schulter

Hinweis: Dieser Spielaufbau eignet sich besonders gut für einen längeren Zeitraum, da die Kinder hier frei spielen können und durch den weichen Rasen das Verletzungsrisiko sehr gering ist

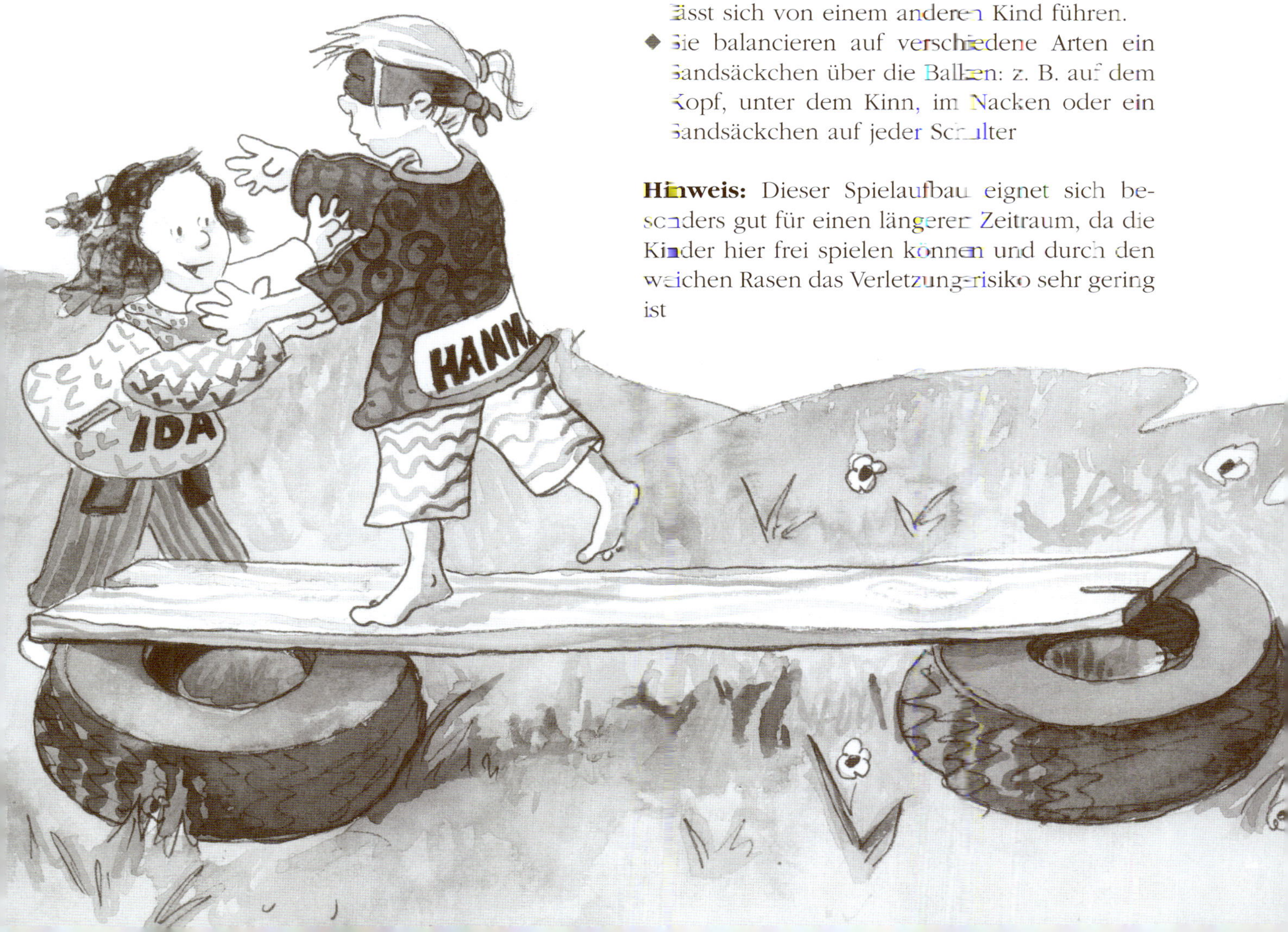

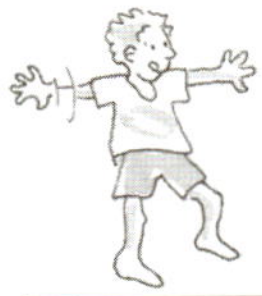

Tonnenrolle

Alter: ab 4 Jahren
Material: mind. 1 Regentonne; evtl. 1 Traktor- oder LKW-Reifen
Anzahl: auf 5 Kinder sollte mind. 1 Regentonne kommen
Ort: ebene Wiese

Die Regentonne wird seitlich auf den Rasen gelegt und ein Kind legt sich in die Tonne.
Die Spielleitung rollt das Kind auf dem Rasen hin und her: zunächst ganz langsam, dann immer schneller, bis das Kind seine persönliche Höchstgeschwindigkeit erreicht hat und laut „Stopp" ruft.
Sind andere Kinder beim Rollen behilflich oder rollen ein Kind alleine über die Wiese, weist die Spielleitung bei Bedarf noch einmal darauf hin, dass die Geschwindigkeit ausschließlich von dem Kind in der Tonne bestimmt wird!
Nach kurzer Zeit ist das nächste Kind an der Reihe.

Variante für ältere Kinder

Ein Kind setzt sich in einen kleinen Traktor- oder LKW-Reifen hinein und hält sich gut fest, denn es wird von der Spielleitung über Kopf gerollt!

Hinweis: Dieses Spiel verlangt von der Spielleitung nicht nur erhöhten Krafteinsatz, sondern auch einen guten Überblick und Kenntnis des Geländes, denn Unebenheiten wie Hügel o. Ä. dürfen nicht übersehen werden – kleine Gefälle dagegen sind für die Spielleitung sehr hilfreich.

Handtuchduell

Alter: ab 5 Jahren
Material: 2 leere Getränkekisten und 1 Badetuch pro Kinderpaar; evtl. 1 langes Seil pro Kinderpaar

Die Kinder suchen sich einen Partner und nehmen zwei leere Getränkekisten und ein Badetuch. Die Kisten stellen sie in einem geringen Abstand zueinander verkehrt herum auf und stellen sich mit dem Badetuch in sicherem Stand auf die Kisten, sodass jeder ein Ende des Handtuchs in der Hand hält.
Durch Ziehen und Zerren am Handtuch bringen sich die Kinder gegenseitig aus dem Gleichgewicht, sodass schließlich eins von beiden von der Kiste fällt. Das Handtuch darf dabei von beiden Kindern nicht losgelassen werden, besonders dann nicht, wenn eines der Kinder ins Wanken gerät!
Wer das Badetuch loslässt, hat verloren. Wer am längsten auf der Kiste stehen bleibt, gewinnt das Handtuchduell.

Varianten für ältere Kinder

- Die Kinder vergrößern den Abstand zwischen den Kisten und spielen mit einem Seil an Stelle eines Handtuchs. Dadurch müssen sich die Kinder noch mehr bemühen, den anderen aus dem Gleichgewicht zu bringen, denn je größer der Abstand, desto leichter gleichen die Kinder kleine Schwankungen aus!
- Sehr geübte Kinder stellen sich mit dem Rücken zueinander auf die Kisten und grätschen ihre Beine leicht. Durch die gerätschten Beine führen sie entweder das Badetuch oder das Seil und ziehen daran, um den anderen von der Kiste zu holen.

Auf hoher See

Alter: ab 3 Jahren
Material: 3-5 gleichgroße Bälle, 1 quadratisches Brett (ca. 50-80 cm)
Anzahl: max. 7 Kinder pro Brett
Ort: evtl. Wiese

Die Spielleitung legt je nach Größe des Brettes drei bis fünf Bälle auf den Boden und legt das Brett darauf, sodass alle Bälle bedeckt sind.
Ein Kind steigt auf das Brett und kniet sich darauf. Wer möchte, hält sich mit den Händen am Rand des Brettes fest.
Die anderen Kinder sitzen um das Brett herum und versetzen es durch Rütteln und Hin- und Herschieben in zunächst leichte Schwingungen. Das Kind auf dem Brett spielt ein Schiff auf hoher See, das jedem Wetter standhalten muss. Geht ein Schiff auf hoher See schließlich doch unter, fällt also das Kind vom Brett, darf ein anderes Kind sein Glück versuchen.

Variante für ältere Kinder

Die Kinder spielen im Stehen oder sogar auf nur einem Bein. Ganz mutige Kinder schließen auf hoher See die Augen.

Hinweis: Falls die Kinder bei diesem Spiel mit ihren Kräften nicht gut Haus halten können, wird das Spiel im Freien auf einer Wiese gespielt, denn auf dem Rasen verletzen sich die „Schiffbrüchigen“ nicht so leicht!

Seiltanz

Alter: ab 3 Jahren
Material: 1 Seil pro Kind, mehrere Sandsäckchen

Die Spielleitung verteilt an jedes Kind ein Seil. Alle Kinder sind SeiltänzerInnen und üben kleine Kunststücke auf dem Seil. Dazu ziehen sie Schuhe und Strümpfe aus und legen das Seil vor sich auf den Boden.
Alle Kinder balancieren zunächst vorwärts über das Seil. Später gehen sie auch rückwärts, ohne das Gleichgewicht zu verlieren.
Wer möchte, legt sich zwei oder drei Sandsäckchen als Hindernisse auf das Seil. Beim Balancieren steigen die Kinder vorsichtig über die Säckchen, ohne aus dem Gleichgewicht zu geraten.

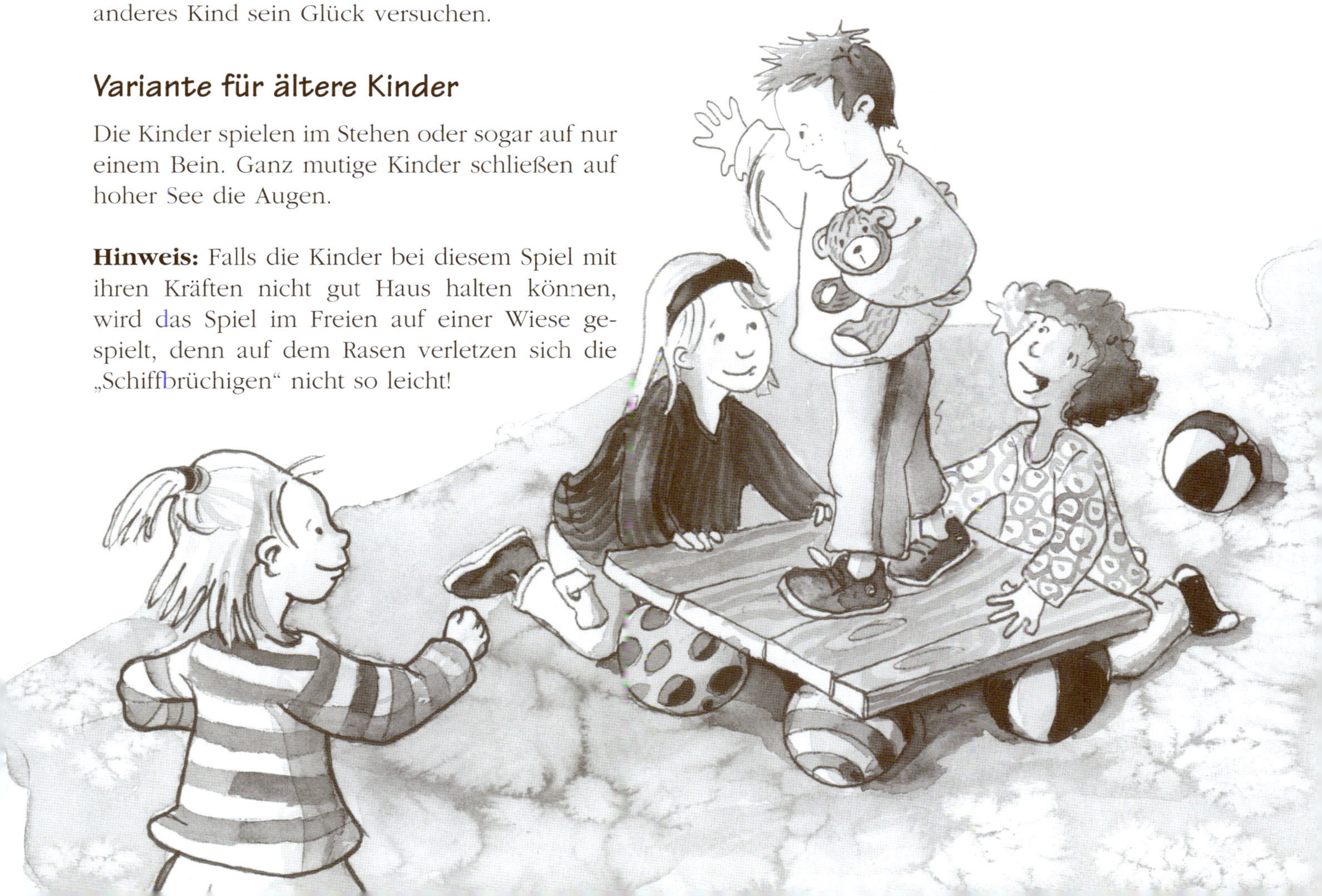

Seilzirkus

Alter: ab 4 Jahren
Material: 2 lange Seile oder Taue; evtl. 1 Luftballon pro Kind, Kordel
Ort: Wiese mit zwei Bäumen

Vorbereitung:
Die Spielleitung befestigt eines der langen Seile an einem Baum in ca. 50 cm Höhe, spannt es zum anderen Baum und knotet das Seil dort auf derselben Höhe fest. Das zweite Seil befestigt sie parallel zum ersten in ca. 180 cm Höhe.

Spielablauf:
Die Kinder balancieren auf dem unteren Seilstrang und halten sich dabei an dem oberen Seil fest. Wer schafft es von einem Baum zum anderen, ohne herunter zu fallen?

Variante für ältere Kinder

Die Kinder nehmen sich einen Luftballon, pusten ihn auf und verknoten ihn mithilfe der Spielleitung.
Wenn ein Kind auf dem Seil steht, hilft die Spielleitung ihm, den Luftballon zwischen seine Knie zu klemmen. Das Kind transportiert den Ballon bis zum anderen Baum. Fällt der Ballon zwischendurch herunter, ist das nächste Kind an der Reihe.
Alle Luftballons, die schließlich auf der anderen Seite ankommen, werden mit der Kordel um den Baum gebunden.

Hinweis: Der Aufbau kann längere Zeit bestehen bleiben, er muss nur ab und zu wieder festgezogen werden.

Fliegender Teppich

Das Gleichgewichtsgefühl wird hier sehr individuell gefördert, denn die Kinder wählen durch verschiedene Positionen ihren eigenen Schwierigkeitsgrad.

Alter: ab 3 Jahren
Material: 1 Luftmatratze pro Kinderpaar, mind. 1 Luftpumpe

Die Kinder pumpen gemeinsam mit der Spielleitung ihre Luftmatratze nicht allzu fest auf und verschließen alle Öffnungen mit den Stöpseln.
Ein Kind legt sich quer über die große Luftkammer der Matratze und spielt einen Sultan auf der Reise durch die Wüste. Doch dort kommen oft heftige Sandstürme auf, sodass der Sultan aufpassen muss, nicht von seinem fliegenden Teppich zu fallen, denn das andere Kind drückt mit beiden Händen auf das Kopfteil der Matratze. Wie heftig die entstehenden Schwingungen sein sollen, bestimmt das Kind, das auf der Matratze liegt – schließlich ist es der Sultan!
Es kann auch verschiedene Positionen auf der Matratze einnehmen: Der Sultan liegt auf dem Bauch, auf dem Rücken, sitzt im Schneidersitz, hockt, kniet oder steht in der Grätsche.
Entweder tauschen die Kinder nach einer gewissen Zeit die Rollen oder erst dann, wenn der Sultan von einem heftigen Sandsturm heruntergefegt worden ist.

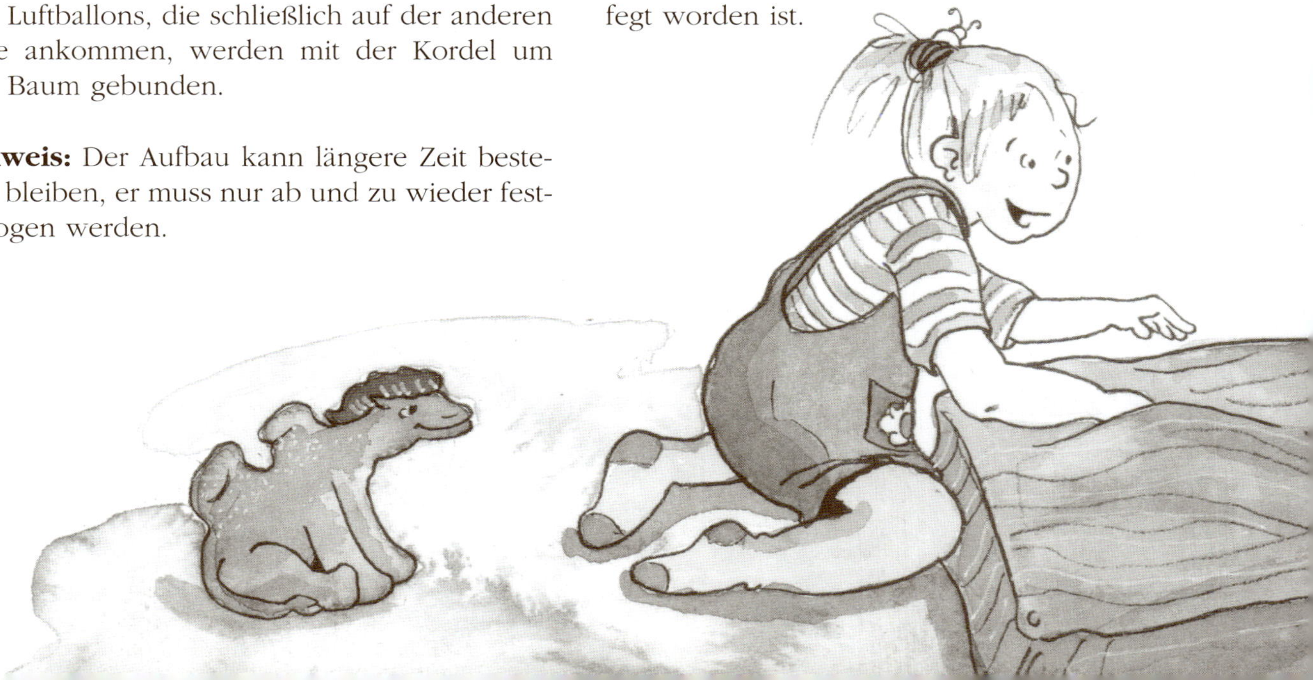

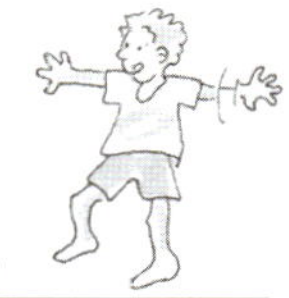

Wackelkiste

Alter: ab 5 Jahren
Material: 1 kleiner Medizinball und 1 große leere Getränkekiste pro Kind, 1 Stofftier pro Kinderpaar

Die Spielleitung teilt an jedes Kind einen Medizinball und eine leere Getränkekiste aus. Die Kinder finden sich paarweise zusammen und suchen sich gemeinsam ein Stofftier aus.
Die Kinder legen ihre Medizinbälle in einem zunächst geringen Abstand zueinander auf den Boden und stülpen die leere Getränkekiste kopfüber darüber.
Jedes Kind stellt sich auf seine „Wackelkiste" und beide werfen sich ihr Stofftier so lange zu, bis einer von der Kiste fällt. Die Kinder können dabei zählen, wie oft sie es schaffen, das Stofftier zu fangen, bis einer herunterfällt – welches Kinderpaar schafft die meisten Würfe mit dem Stofftier?
Wer sich sicherer fühlt, vergrößert den Abstand der Wackelkisten zueinander.

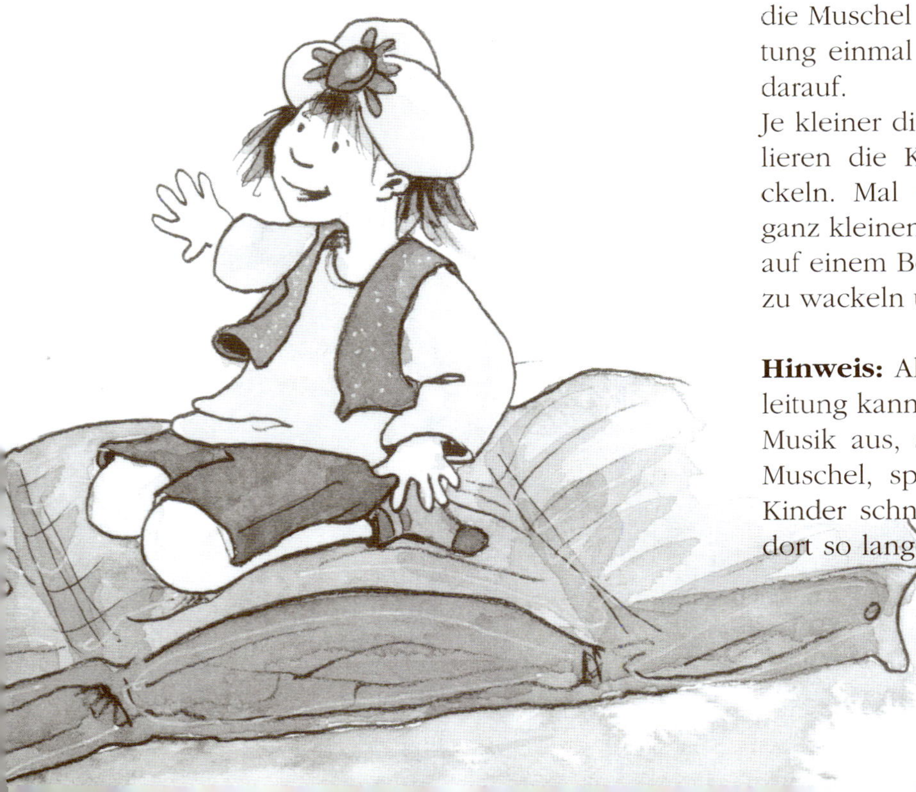

Hilfe, die Scholle schmilzt

Alle Kinder spielen Pinguine und jeder Pinguin steht auf einer Eisscholle im Meer. Werden die Pinguine hungrig, springen sie ins Meer, um dort nach Futter zu suchen. Wenn sie etwas zu Fressen gefunden haben, kehren sie zu ihrer Scholle zurück.
Leider ist heute so ein heißer Tag, dass die Schollen der Pinguine immer halb geschmolzen sind, wenn sie aus dem Meer zurückkommen. Deshalb wird es für die Pinguine immer schwieriger, sich auf der immer kleineren Scholle im Gleichgewicht zu halten.

Alter: ab 4 Jahren
Material: 1 altes Zeitungsblatt pro Kind, ca. 5-10 Muscheln oder kleine Steine pro Kind, evtl. Musik

Die Spielleitung teilt jedem Kind eine Zeitungsseite aus, die auf den Boden gelegt wird. Dazwischen verteilt sie die Muscheln oder Steine und die Kinder stellen sich auf ihre „Schollen".
Auf das Signal der Spielleitung „Futtersuche" laufen alle Kinder zu einer Muschel, wobei sie mit den Armen Schwimmbewegungen machen. Bei dem Ruf „Zurück zur Scholle" nehmen sie die Muschel dorthin mit. Dort falten sie die Zeitung einmal zur Hälfte und stellen sich wieder darauf.
Je kleiner die Scholle wird, desto schneller verlieren die Kinder ihr Gleichgewicht und wackeln. Mal sehen, welcher Pinguin auf einer ganz kleinen Scholle – wahrscheinlich nur noch auf einem Bein – als einziger stehen kann ohne zu wackeln und das Gleichgewicht zu verlieren!

Hinweis: Alternativ zu den Signalen der Spielleitung kann Musik eingesetzt werden: Geht die Musik aus, schwimmen die Pinguine zu einer Muschel, spielt die Musik wieder, laufen alle Kinder schnell zurück zur Scholle und warten dort so lange, bis die Musik wieder stoppt.

Schaufensterpuppen

Alter: ab 4 Jahren
Material: keins; evtl. alte Zeitungen, Stoffreste, Hüte, alte Gardinen etc., Wäscheklammern, Fotoapparat

Jedes Kind sucht sich einen Partner. Eines der Kinder spielt eine Schaufensterpuppe, das andere den Schaufensterdekorateur.
Die Schaufensterpuppe stellt sich dazu wie leblos hin und lässt Arme und Kopf schlapp nach unten hängen. Der Dekorateur hat die Aufgabe, die Puppe in eine Position zu bringen, die ihm gefällt. Alle Bewegungen müssen dabei langsam und dürfen nicht ruckartig ausgeführt werden.
Die Spielleitung gibt dazu die Abteilung vor, in der die Schaufensterpuppen stehen oder ein Thema wie „Fasching“ oder „Sport“.
Hat der Dekorateur eine passende Position gefunden, muss die Puppe steif stehen bleiben und dem Dekorateur Zeit geben, sich die Puppe von allen Seiten und aus allen Entfernungen anzusehen. Dabei ist es für die Puppe je nach Position gar nicht so einfach, nicht aus dem Gleichgewicht zu geraten.
Ist der Dekorateur noch nicht ganz zufrieden, bessert er kurz nach, bevor die Kinder ihre Rollen tauschen.

Variante

Der Dekorateur schmückt seine Schaufensterpuppe zum Schluss mit einigen der aufgeführten Materialien und befestigt alles mit Wäscheklammern.
Ein schöner Abschluss des Spiels stellt ein Gruppenfoto dar, das die Kinder im Gruppenraum aufhängen.

Mein Spiegelbild

Bei diesem Spiel wird besonders das dynamische Gleichgewicht gefordert, denn durch die langsamen aber stetigen Veränderungen muss sich der Körper immerzu auf neue Haltungen einstellen. Da die Bewegungsimpulse von außen vorgegeben werden, kann sich das Kind vorher nicht darauf einstellen und muss sich entsprechend gut konzentrieren!

Alter: ab 5 Jahren
Material: keins

Alle Kinder finden sich paarweise zusammen und stellen sich mit dem Gesicht zueinander gewandt auf. Die Spielleitung setzt gemeinsam mit den Kindern eine zunächst nicht zu lange Spielzeit von ca. ein bis drei Minuten fest.
Einer der Partner spielt den Akteur, der andere ist sein Spiegelbild. Der Akteur bewegt sich ganz langsam, während das Spiegelbild seine Bewegungen spiegelverkehrt nachahmt. Erst wenn eine Bewegung vom Spiegelbild zu Ende ausgeführt wurde, beginnt der Akteur mit einer neuen Bewegungsform.
Nach Ablauf der Spielzeit tauschen die Kinder ihre Rollen.

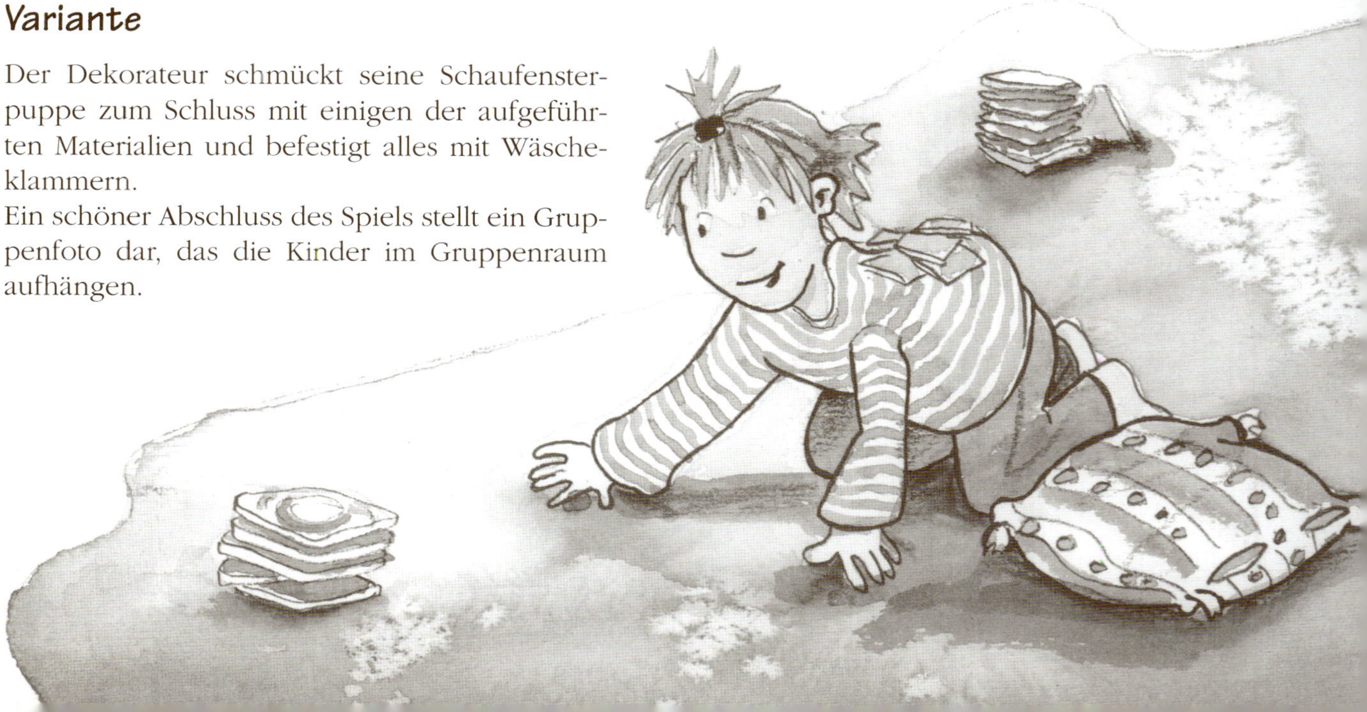

Packesel

Alter: ab 4 Jahren
Material: Kreide oder 2 Seile, je 2 Kissen/Stofftiere/Kisten/Kartons, 10 Bierdeckel pro Kind

Die Spielleitung markiert mit der Kreide oder den Seilen eine Start- und Ziellinie. Dazwischen verteilt sie mit den Kindern in zwei Bahnen die Hindernisgegenstände.
Hinter jeder Hindernisbahn verteilen sich gleich viele Kinder. Jedes Team erhält dieselbe Anzahl Bierdeckel.
Ein Kind in jedem Team beginnt: Es geht auf alle Viere und die anderen Kinder bepacken seinen Rücken mit 10 Bierdeckeln. Der „Packesel" krabbelt ganz vorsichtig wie bei einem Slalomparcours an den Hindernissen vorbei. Auf dem Weg zum Ziel kann das Kind schon ein paar Bierdeckel verlieren, die die Kinder nicht aufsammeln.
Ist der Packesel im Ziel angekommen, legt er alle Bierdeckel, die er auf seinem Rücken ins Ziel gebracht hat, auf einen Stapel. Sind alle Kinder einmal durch den Parcours gekrabbelt, werden die mitgebrachten Bierdeckel eines Teams aufeinander gestapelt, sodass die Kinder die Höhe der beiden Stapel vergleichen können und sehen, welches Team die meisten Deckel ins Ziel gerettet hat.

Hinweis: Beide Teams können parallel spielen, aber nicht wie bei einer Staffel, denn die Kinder sollen hier keinen Zeitdruck haben. Es kommt vielmehr darauf an, sich auf das Gleichgewicht zu konzentrieren und möglichst viele Bierdeckel ins Ziel zu bringen.

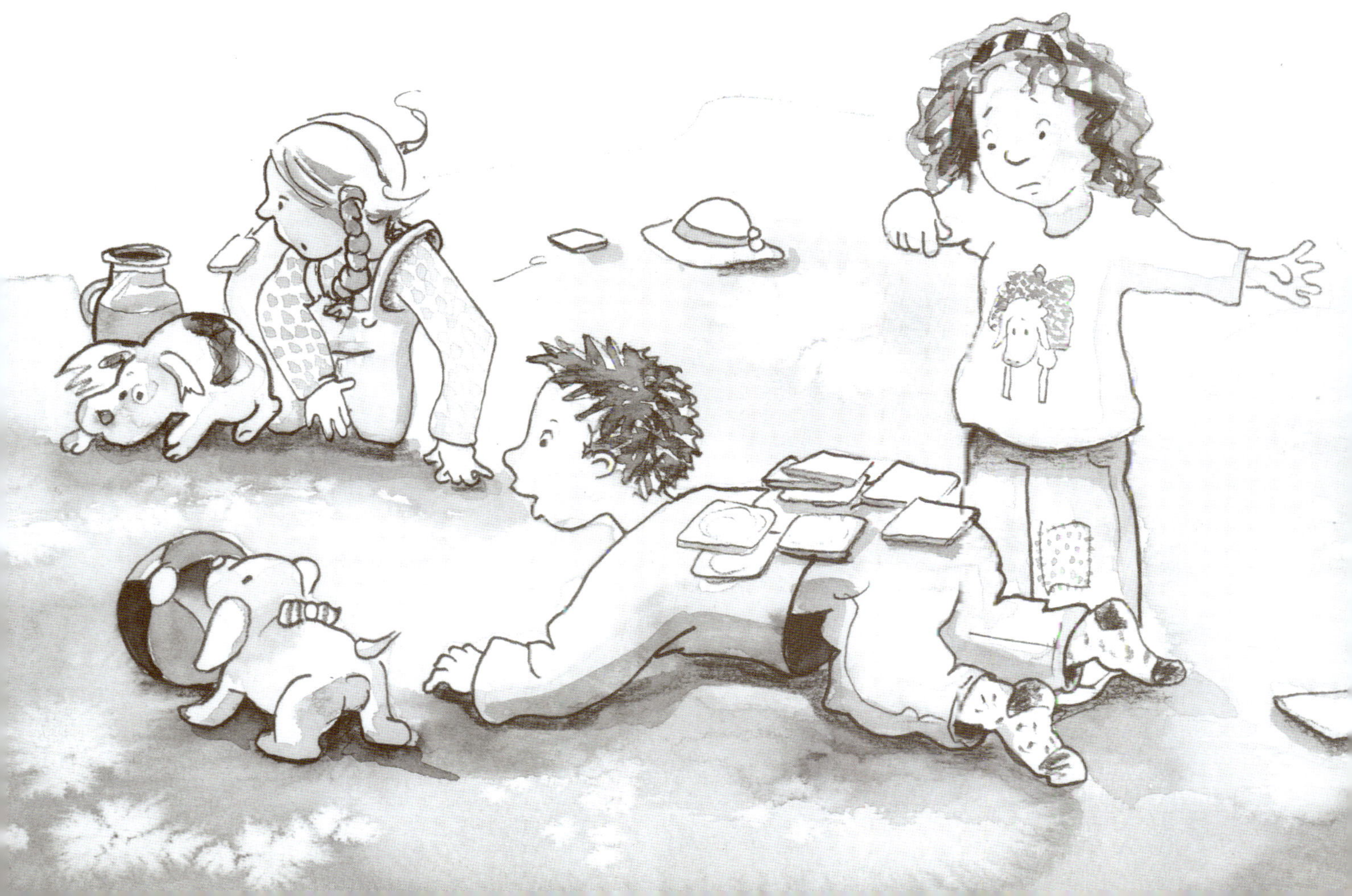

Konzentration

Konzentrationsfähigkeit kann uns in manchen Situationen das Leben retten, z. B. bei einer Gefahr im Straßenverkehr.
Konzentration benötigen wir auch, wenn wir großen Reizüberflutungen ausgesetzt sind um selektieren zu können, welcher Reiz für uns in diesem Moment Vorrang hat. So fällt es z. B. einigen Kindern schwer, sich in der Schule auf den Unterricht zu konzentrieren: Es ist Sommer, die Fenster sind geöffnet und draußen sind Bauarbeiten zu hören, in den hinteren Bänken flüstern Kinder miteinander und vergleichen ihre neuesten Sammelkarten, vorne wippt ein Schüler ständig mit dem Bein und zu allem Überfluss fragt der Lehrer jetzt auch noch, was 3 plus 8 ist...
Wenn sich solche reizüberfluteten Situationen häufen, sind Kinder schnell überfordert und können den Unterricht nicht aufnehmen. In der Folge bekommen sie schlechte Noten und es entsteht der Eindruck, das Kind habe den Stoff nicht verstanden, obwohl es sich noch gar nicht in Ruhe damit auseinander setzen konnte. Dieses Beispiel zeigt, wie grundlegend die Konzentrationsfähigkeit auch für das Lernen ist.

Konzentration ermächtigt Kinder allerdings auch, sich ganz auf sich selbst, auf ihr Inneres, zu konzentrieren. Erst dadurch sind sie in der Lage ihre Gefühle bewusst wahrzunehmen und ihren Körper zu spüren.
Bei einigen Spielen in diesem Kapitel steht deshalb das bewusste Atmen im Vordergrund, denn eine gleichmäßige Atmung stellt die Basis der optimalen Versorgung des Gehirns mit Sauerstoff dar. Diese ist wiederum unentbehrlich für die Konzentrationsfähigkeit! Ebenso bewirkt das regelmäßige und tiefe Atmen ein Bewusstwerden und Aufmerksamkeit für den eigenen Körper. Deshalb haben die folgenden Spiele die beste Wirkung, wenn sie – soweit möglich – im Freien gespielt werden oder zumindest auf eine gute Raumbelüftung geachtet wird.
Auch außerhalb der Bewegungsstunde lassen sich die Atem- und Konzentrationsübungen übrigens hervorragend als Auflockerung für zwischendurch oder als Einstieg in eine Gruppen- oder Schulstunde einsetzen.

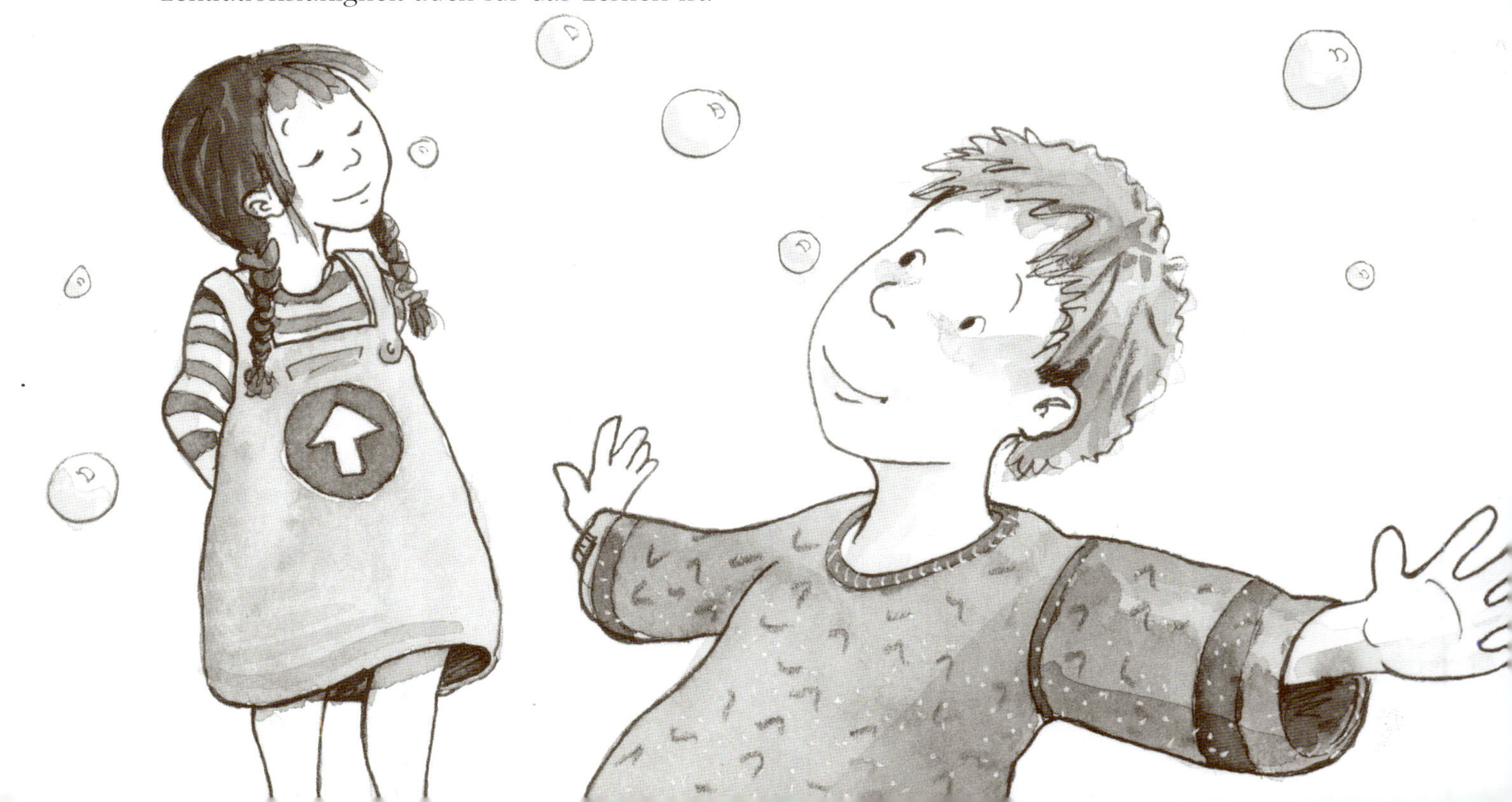

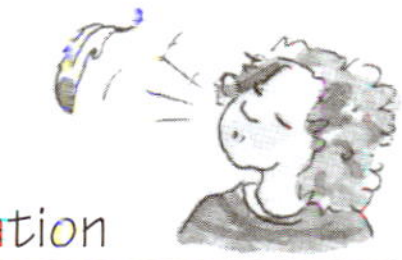

Zauberperlen

Überall in der Luft schweben viele kleine Zauberperlen. Niemand kann sie sehen, aber die Kinder spüren sie beim tiefen Einatmen, denn die Zauberperlen schenken ihnen viel Kraft und Energie.

Alter: ab 4 Jahren
Material: keins; evtl. 1 Wolldecke pro Kind
Ort: evtl. im Innenraum mit vielen Fensterscheiben oder Spiegeln

Die Kinder stellen sich mit leicht gegrätschten Beinen auf den Boden. Wenn sie sicher stehen, schließen sie ihre Augen.
Alle atmen ganz tief durch die Nase ein und durch den Mund wieder aus. Mit jedem Atemzug atmen sie eine Zauberperle ein, und beim Ausatmen merkt jedes Kind, wie es sich jedes Mal ein bisschen stärker fühlt.
Wenn die Kräfte der Kinder nicht mehr wachsen, sind alle Zauberperlen verbraucht.
Die Spielleitung fragt die Kinder, wie sie sich nach dem Spiel fühlen. Wo sitzt die meiste Kraft? An welcher Stelle fühlen sich die Kinder besonders frisch?

Hinweis: Manchen Kindern ist das Stehen bei diesem Spiel nicht so angenehm. Sie nehmen sich eine Decke und legen sich mit dem Rücken darauf. Eine Hand legen sie beim Einatmen auf den Bauch, die andere auf die Brust, sodass eine tiefe Einatmung unterstützt wird.

Atemmalerei

Jedes Kind sucht sich einen Platz am Fenster oder vor einem Spiegel.
Alle Kinder atmen durch die Nase ganz tief ein. Beim Ausatmen durch den spitzgeformten Mund pustet jedes Kind seinen Atem als Kreis, Spirale oder eine andere einfache Figur gegen die Scheibe. Dabei malen die Kinder mit ihrem Atem nur so lange, wie ein Atemzug reicht, ohne ein zweites Mal Luft zu holen.
Nach einer Weile gibt die Spielleitung zusätzlich verschiedene Formen vor, die die Kinder malen – mal sehen, welches Kind die meiste Puste hat!

Federpusten

Alter: ab 4 Jahren
Material: 1 Feder pro Kind, evtl. 1 Luftballon pro Kinderpaar

Die Spielleitung teilt an jedes Kind eine Feder aus.
Die Kinder legen sich die Feder zunächst auf ihre Hand. Sie holen tief durch die Nase Luft und pusten ihren Atem durch den spitzgeformten Mund wieder aus, sodass die Feder in der Luft schwebt. Die Kinder halten die Feder nur mit ihrem Atem in der Luft, ohne dass sie auf den Boden gleitet. Dabei achtet die Spielleitung darauf, dass immer durch die Nase ein und durch den Mund ausgeatmet wird.

Flieg, kleiner Ballon

Die Kinder finden sich zu Paaren zusammen, nehmen sich einen Luftballon und pusten ihn nicht zu prall auf.
Sie stellen sich in einem geringen Abstand von zunächst ca. 1 m auf und ein Kind wirft den Ballon hoch in die Luft. Wenn der Ballon langsam zu Boden gleitet, pustet das Partnerkind schnell von unten dagegen, sodass der Luftballon wieder steigt. Sinkt er erneut nach unten, pustet das andere Kind dagegen. So wechseln sich die Kinder ab und halten den Luftballon so lange wie möglich mit ihrem Atem in der Luft.
Welches Kinderpaar schafft es, den Ballon am längsten in der Luft zu halten?

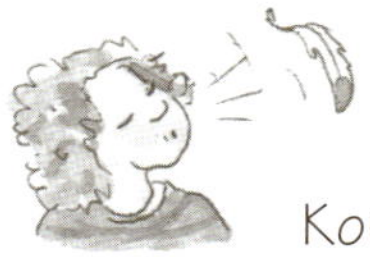

Spuren im Schnee

Alter: ab 6 Jahren
Material: keins
Ort: Schneefläche

Die Spielleitung nennt den Kindern verschiedene Formen, Zahlen oder Buchstaben, die sie in den Schnee laufen. Dazu setzen sie ihre Füße ganz dicht aneinander und treten auf verschiedene Weisen die Formen in den Schnee:

- Die Kinder laufen nur vorwärts oder rückwärts (vgl. „Formen gehen, S. 51).
- Sie malen mit geschlossenen Augen.
- Sie malen eine Form spiegelverkehrt in den Schnee.
- Sie hüpfen dabei nur auf dem linken oder rechten Bein.

Wann können die Kinder die Formen am besten erkennen?

Hahnenschrei

Dieses Spiel schult neben der besseren Aufnahmefähigkeit auch das Körperbewusstsein. Die Übung ist dem Yoga entnommen und bewirkt auch eine Stärkung der mentalen Fähigkeiten.

Alter: ab 4 Jahren
Material: keins

Alle Kinder verteilen sich und suchen sich einen Platz. Dort stellen sie sich mit beiden Füßen fest auf den Boden und strecken ihre Arme seitlich weg.
Alle atmen tief durch die Nase ein. Beim Ausatmen schlagen die Kinder mit ihren Armen wie ein Hahn mit seinen Flügeln und krähen dazu, bis sie alle Luft aus dem Körper gepustet haben.

Kleine Spatzen

Dieses Darstellungsspiel fordert die Kinder nicht nur zum genauen Zuhören auf, sondern verlangt auch eine intensive Beschäftigung mit sich selbst. Die Fähigkeit eins zu werden mit einer Figur erfordert ein hohes Maß an Konzentration.

Alter: ab 4 Jahren
Material: 1 Tuch pro Kind

Alle Kinder nehmen sich ein Tuch und legen es an einen Platz auf dem Boden. Sie spielen kleine Spatzen, die sich zunächst in ihr „Nest" – ihr Tuch – setzen.
Die Spielleitung erzählt folgende Geschichte, die jedes Kind pantomimisch nachspielt:

*„Es war einmal ein kleiner Spatz, der in seinem Nest lag und seine Flügel putzte. *** Er hatte gerade vor wenigen Tagen fliegen gelernt und stellte sich nun auf den Rand seines Nestes und flog los. *** Er war zwar noch ein wenig unsicher und kam ab und zu ins Taumeln, *** aber dann schlug er ganz kräftig mit seinen Flügeln und flog ohne Mühe weiter. ****
*Er flog über die Felder und schaute sich aus der Luft alles an. *** In jede Ecke flatterte er, um zu sehen, was alles auf der Erde passierte. *** Von dem vielen Kurven Fliegen wurde ihm fast ein wenig schwindelig, und so flog der kleine Spatz zu seinem Nest zurück. *** Dort angekommen ruhte er sich einen Moment aus und putzte sein Federkleid. ****
*Auf einmal verspürte er Hunger und machte sich wieder auf den Weg, um nach einem Regenwurm zu suchen. Dazu flog der kleine Spatz ganz tief und dicht über dem Boden. *** Und tatsächlich, da hatte er einen entdeckt. *** Der kleine Spatz pickte mit seinem Schnabel in die Erde, packte den Regenwurm und schluckte ihn hinunter – mmh, war das lecker. *** Doch plötzlich hörte der Spatz ein Geräusch im Ge-*

*büsch und erblickte eine Katze! Schnell flatterte er wieder hoch in die Luft und flog zurück zu seinem Nest. ****
*Dort musste er sich erst einmal von dem Schrecken erholen und kuschelte sich gemütlich in sein Nest. *** Langsam ging die Sonne wieder unter und es wurde dunkel. Der kleine Spatz schaute noch ein wenig den Sternen zu wie sie am Himmel leuchteten. Dann schloss er langsam seine Augen und schlief ein."*

Hinweis: Falls manche Kinder Schwierigkeiten damit haben, sich auf diese Geschichte einzulassen oder nicht mitspielen mögen, pausieren sie einfach ruhig neben den anderen Kindern. Oft wollen sie erst einmal sehen, wie so ein Spiel funktioniert, mit der Zeit aber spielen die meisten Kinder sehr gern mit.

Bewegende Klänge

Alter: ab 4 Jahren
Material: je 1 Rassel, Tamburin, Klangholz, Triangel, Glöckchen und Hupe o. ä. Instrumente

Vorbereitung:
Die Spielleitung legt zunächst nur drei Klanginstrumente vor sich.
Zu jedem Instrument überlegen sich die Kinder gemeinsam mit der Spielleitung, welche Bewegungsaufgabe dazu passt. Drückt die Spielleitung auf die Hupe, springen alle Kinder z. B. ganz schnell so hoch sie können in die Luft.

Spielablauf:
Die Kinder verteilen sich und legen sich auf den Rücken. Die Spielleitung nimmt eins der Instrumente und spielt es kurz an. Die Kinder springen auf und führen die abgesprochene Bewegung aus. Nach einem kurzen Moment legen sich die Kinder wieder auf den Rücken.
Wer möchte, kann dazu die Augen schließen und sich so auf den nächsten Klang konzentrieren.

Hat die Spielleitung alle drei Instrumente mehrmals angespielt, ordnen die Kinder in einem zweiten Schritt auch den übrigen Instrumenten Bewegungen zu, sodass ein buntes Klang- und Bewegungskonzert entsteht!

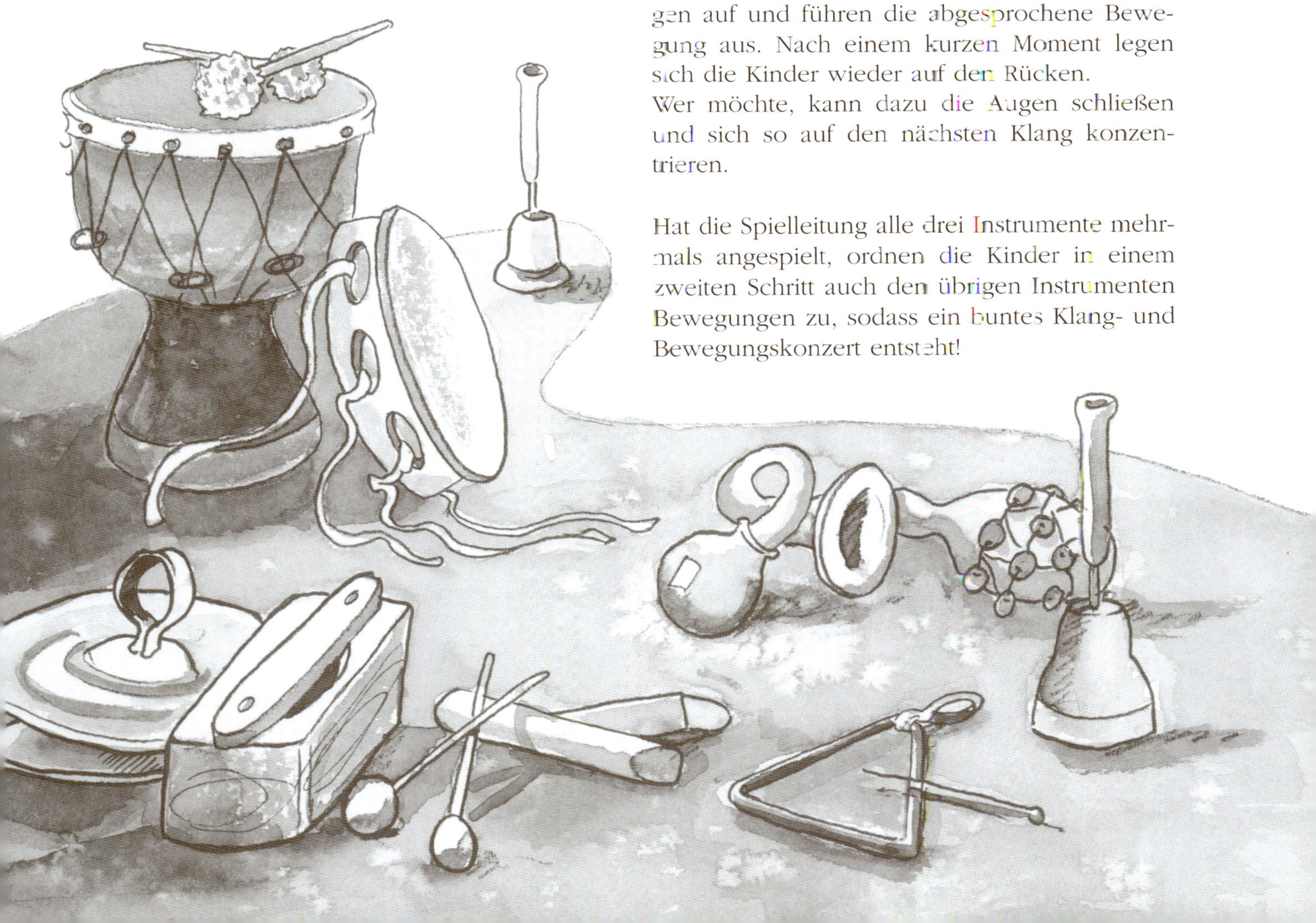

Formen raten

Dieses Spiel stimuliert zusätzlich zur Konzentration die Wahrnehmung über die Haut, die für das Erstellen eines korrekten Körperschemas bei Kindern besonders wichtig ist, damit Kinder wissen, wie ihr Körper beschaffen ist, seine Außenmaße einschätzen können und die Anordnung ihrer Körperteile kennen.

Alter: ab 5 Jahren
Material: mehrere verschiedene Ausstechförmchen, mind. 1 pro Kinderpaar

Die Spielleitung legt alle Ausstechförmchen in die Mitte. Jedes Kind sucht sich einen Partner und die Kinder schauen sich die verschiedenen Formen gemeinsam an.
Eines der Partnerkinder legt sich mit dem Bauch so auf den Boden, dass es mit den anderen liegenden Kindern einen Kreis um die Förmchen bildet; alle Füße zeigen dabei zur Mitte.
Das Partnerkind nimmt sich eines der Ausstechförmchen, ohne dass das liegende Kind die Form sehen kann. Es presst das Ausstechförmchen mit zunächst leichtem Druck auf den Rücken seines Partners. Dieser erspürt den Umriss des Ausstechförmchens und benennt die Form oder beschreibt sie. Erst wenn die richtige Form genannt ist, wird ein neues Förmchen ausgesucht.
Sind alle verschiedenen Förmchen erraten, tauschen die Kinder ihre Positionen.

Hinweis: Je weniger Kleidung das liegende Kind am Rücken trägt, desto besser kann es die Umrisse spüren.

Lücken raten

Alter: ab 4 Jahren
Material: 5 verschiedene Gegenstände, z. B. Bauklötzchen, Bierdeckel, Murmel, Gummiring, Korken, Stofftier o. Ä. und 1 Tuch pro Kinderpaar

Die Kinder finden sich zu Paaren zusammen und die Spielleitung verteilt an jedes Paar fünf verschiedene Gegenstände.
Ein Kind setzt sich mit dem Rücken zu seinem Partner, während dieser die fünf Gegenstände in eine Reihe legt, das Tuch griffbereit daneben.
Auf ein Signal der Spielleitung hin drehen sich die ratenden Kinder um. Sie haben nun 20 Sekunden Zeit um sich die Gegenstände anzusehen und einzuprägen. Danach drehen sich die Kinder wieder zurück.
Der Partner entfernt daraufhin einen der Gegenstände, den er mit dem Tuch abdeckt und hinter seinem Rücken versteckt.
Auf ein weiteres Signal hin drehen sich alle ratenden Kinder erneut um, schauen sich die Gegenstände 10 Sekunden lang an und drehen sich wieder zurück. Das ratende Kind sagt laut, was vorher in der Lücke lag. Hat es richtig geraten, werden die Rollen getauscht, falls nicht, darf es noch einmal spielen und raten.
Mit der Zeit kann das Spiel erschwert werden, indem die Spielleitung die Zeit zum Ansehen der Gegenstände verkürzt oder mehr als fünf Gegenstände austeilt.

Varianten

- Das ratende Kind bekommt mit dem Tuch die Augen verbunden und ertastet die Gegenstände.
- Zwei Gegenstände werden gegeneinander ausgetauscht, sodass sie in der Reihe auf einem anderen Platz liegen. Das ratende Kind sagt, welche Gegenstände miteinander vertauscht wurden.

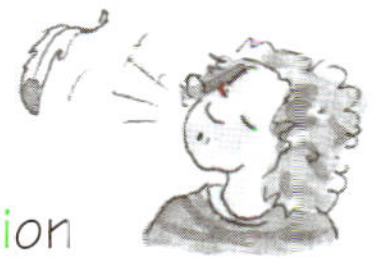

Richtungslauf

Alter: ab 6 Jahren
Material: je 1 Karton, Kissen, Kiste, Sandsäckchen o. Ä. und Augenbinde pro Kinderpaar

Die Kinder finden sich paarweise zusammen. Die Spielleitung verteilt an alle Kinderpaare die verschiedenen Gegenstände, mit denen die Kinder einen kleinen Hindernisparcours aufbauen. Jeweils eines der Kinder legt sich die Augenbinde an. Es wird von dem anderen Kind mit folgenden Signalen durch den Parcours geführt, ohne dass es die Hindernisse berührt:

- Langes „Tuut" ⇛ 1 Schritt vorwärts
- Kurzes „Tuut" ⇛ 1 Schritt rückwärts
- Lautes „Tuut" ⇛ 1 Schritt nach links
- Leises „Tuut" ⇛ 1 Schritt nach rechts

Bevor das Kind durch den Parcours geführt wird, probieren die beiden Kinder kurz die Richtungssignale aus.
Ist das eine Kind unbeschadet durch die Hindernisbahn gekommen, werden die Rollen getauscht. Falls nicht, läuft es die Hindernisbahn ein zweites Mal.

Ballonsause

Alter: ab 4 Jahren
Material: Kreide oder 1 langes Seil, 2 Luftballons und 1 Tuch pro Kind; evtl. 1 Stuhl pro Kind

Vorbereitung:
Die Spielleitung markiert mit der Kreide oder dem Seil eine Linie auf dem Boden und legt in ca. 2 m Entfernung alle Tücher nebeneinander. Jedes Kind erhält zwei Luftballons, von denen es einen aufpustet und mithilfe der Spielleitung verknotet. Diesen legt es an die Linie gegenüber von einem Tuch.
Der zweite Ballon wird ebenfalls aufgepustet, allerdings nicht verknotet, denn mit der Luft aus dem Ballon befördern die Kinder den verknoteten Luftballon auf ihr Tuch.

Spielablauf:
Die Kinder stellen sich zu ihrem Luftballon an die Linie, die sie während des ganzen Spiels nicht überschreiten dürfen, und lassen ein wenig Luft aus dem offenen Ballon strömen, um den anderen Ballon damit in Richtung Tuch zu pusten. Sie halten dazu die Öffnung des Ballons mit ihren Fingern verschlossen und geben mit den Finger immer nur ganz leicht nach, fast so, als wollten sie den Ballon zum Quietschen bringen.
Erst wenn der verknotete Ballon genau auf dem Tuch liegen bleibt, ist die Aufgabe erfüllt. Wessen Ballon nicht genau auf dem Tuch landet oder wer keine Luft mehr im Ballon hat, probiert es noch einmal.

Varianten

- Die Kinder pusten alle gemeinsam mit ihren Ballons einen Luftballon auf ein Tuch. Dazu vergrößert die Spielleitung den Abstand zwischen Tuch und Linie.
- Die Kinder platzieren den Ballon nicht auf einem Tuch am Boden, sondern auf einem Stuhl. Dazu brauchen sie keine Linie, sondern laufen direkt um ihren Stuhl herum. Wer hat als erstes seinen Ballon auf den Stuhl gepustet?
  Hinweis: Besonders interessant wird es, wenn sich dabei mehrere Kinder einen Stuhl teilen müssen!

Wahrnehmung

Für die Wahrnehmungsfähigkeit benötigen wir all unsere Sinne. Hier vereinen sich vielfältigste Informationen, die wir über unsere Umwelt und unseren Körper erhalten. Viele Sinne sind schon bei Kindern verkümmert, denn Hören und Sehen übertrumpfen meist aus Bequemlichkeit die anderen Sinne.

Kinder haben heute nicht mehr so oft die Gelegenheit, ihre Sinne auf natürliche Weise zu stimulieren. Doch eine ausgeprägte Wahrnehmung ist von immenser Wichtigkeit. Sie befähigt die Kinder nicht nur, Abläufe in ihrer Umwelt zu verstehen, sondern sie lernen über ihre Sinne auch sehr viel über sich und ihren Körper. Die Informationen, die Kinder über den eigenen Körper und seine Außenmaße erhalten, befähigen sie erst dazu, sich als ein Ganzes wahrzunehmen, als eine eigenständige Persönlichkeit. Erst dadurch kann sich ein gesundes Selbstbewusstsein aufbauen.

Es gibt Kinder, die z. B. beim Gehen nicht ihren Fuß von der Ferse zu den Zehen hin abrollen, sondern sie stampfen mit dem ganzen Fuß auf. Oft wird das als Provokation missverstanden und von genervten Eltern und ErzieherInnen unterbunden. Dabei versuchen die Kinder durch das Trampeln nur einen Mangel an Tiefeninformation auszugleichen, da sie nicht genügend Informationen über ihre Außenmaße besitzen, also hier die Länge ihrer Beine. Durch das Trampeln werden die Fußsohlen intensiver stimuliert, sodass sich die Kinder besser spüren können. Statt einem „Trampel-Verbot“ brauchen sie also gerade zusätzliche Anreize, ihre Füße zu stimulieren, indem sie z. B. barfuß durch die Natur laufen.

Wahrnehmung steht demnach mit Bewegung in einem engen Zusammenhang. Denn wenn Bewegung stattfindet, dann nehmen wir auch gleichzeitig uns selbst und unsere Umgebung wahr. Doch um die Wahrnehmung gezielt zu schulen, bietet es sich an, auf großräumige und schnelle Bewegungsformen zu verzichten, damit sich die Kinder leichter auf einzelne Reize konzentrieren können.

Die Spiele in diesem Kapitel stellen eine Auswahl aus allen Sinnesbereichen wie Tasten, Sehen, Hören, Schmecken und Riechen dar, die leicht umzusetzen sind und sich meist auf eine geringe Bewegungsintensität beschränken.

Fühlsäckchen

Ein schönes Spiel für zwischendurch, das ältere Kinder auch allein spielen können.

Alter: ab 3 Jahren
Material: 12 dunkle Tücher oder Stoffreste pro Kinderpaar, einige Nüsse, Muscheln, Steine, Eicheln, Kastanien, Korken, Kaffeebohnen, Reiskörner, etwas Stroh o. ä. Materialien; evtl. 12 helle oder durchsichtige Luftballons pro Kinderpaar, Teelöffel, Trichter, Reiskörner, getrocknete Bohnen, Nudeln, Erbsen, Kaffeebohnen, Zucker

Vorbereitung:
Die Kinder breiten zwei der Tücher vor sich aus und legen in die Mitte jeweils etwas von demselben Material. Mithilfe der Spielleitung verknoten sie die gegenüberliegenden Ecken der Tücher so, dass eine Öffnung bleibt, durch die die Kinder eine Hand stecken können, das Material aber nicht direkt zu sehen ist.

Alle Tücher werden auf diese Weise gefüllt, sodass jeweils Paare entstehen, die dasselbe Material beinhalten.

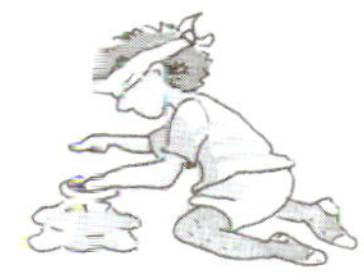

Spielablauf:
Die Kinder finden sich zu Paaren zusammen. Die Spielleitung teilt jedem Kinderpaar einige zusammengehörige Materialsäckchen aus.
Ein Kind reicht seinem Partner eines der Säckchen. Es steckt seine Hand durch die Öffnung, ertastet den Inhalt und benennt das Material. Das andere Kind kontrolliert evtl. durch Öffnen des Säckchens, ob richtig gefühlt wurde.
Sind alle Materialien ertastet, sortiert das fühlende Kind alle Säckchen nach Paaren. Sein Partner schaut nach, ob alle richtig zugeordnet wurden.
Zum Schluss tauschen die Kinder ihre Rollen.

Hinweise:
- Dieses Spiel muss nur einmal vorbereitet werden und kann, sorgfältig aufbewahrt, jeder Zeit wieder benutzt werden.
- Falls Sie andere Materialien verwenden möchten als oben angegeben, achten Sie darauf, dass keine spitzen oder scharfen Gegenstände in die Säckchen gefüllt werden. Alle Materialien müssen trocken und lange haltbar sein und dürfen nicht schimmeln!

Knautschballons

Die Kinder füllen die Materialien nicht in Tücher, sondern mit Teelöffeln in Luftballons und verknoten diese, ohne sie vorher aufzublasen.
Das ratende Kind setzt sich auf den Boden und sein Partner legt alle Ballons hinter dessen Rücken. Das ratende Kind greift ohne sich umzudrehen nach einem Ballon, ertastet das Material durch Knautschen und nennt seinen Inhalt. Es legt den Ballon vor sich ab und sucht durch Tasten und Knautschen unter den anderen Ballons hinter seinem Rücken das passende Gegenstück heraus. Sind alle Ballons zugeordnet, werden die richtig gebildeten Paare gezählt und die Rollen getauscht. Wer hat am Ende die meisten Paare richtig zugeordnet?

Raschelballon

Alter: ab 4 Jahren
Material: 5 helle Luftballons pro Kinderpaar, Teelöffel, Trichter, 1 wasserfester Stift und 1 Augenbinde pro Kinderpaar, Reiskörner, Kaffeebohnen, Zucker, Büroklammern, getrocknete Erbsen

Vorbereitung:
Die Spielleitung befüllt gemeinsam mit den Kindern die Luftballons mit den verschiedenen Materialien, indem sie jeweils einen Teelöffel voll durch den Trichter in den Ballon geben.
Sie pusten die Luftballons auf und verknoten sie. Die Kinder bilden evtl. mithilfe der Spielleitung mit den Stiften auf den Ballons das entsprechende Material ab.

Spielablauf:
Alle Kinder finden sich paarweise zusammen und eines der Kinder erhält eine Augenbinde. Sein Partner reicht ihm einen der Ballons, den es so lange schüttelt, bis es das Material, mit dem er gefüllt ist, durch aufmerksames Hören erraten hat.
Wenn das erste Kind alle Materialien richtig erraten hat, tauschen die Kinder ihre Rollen.

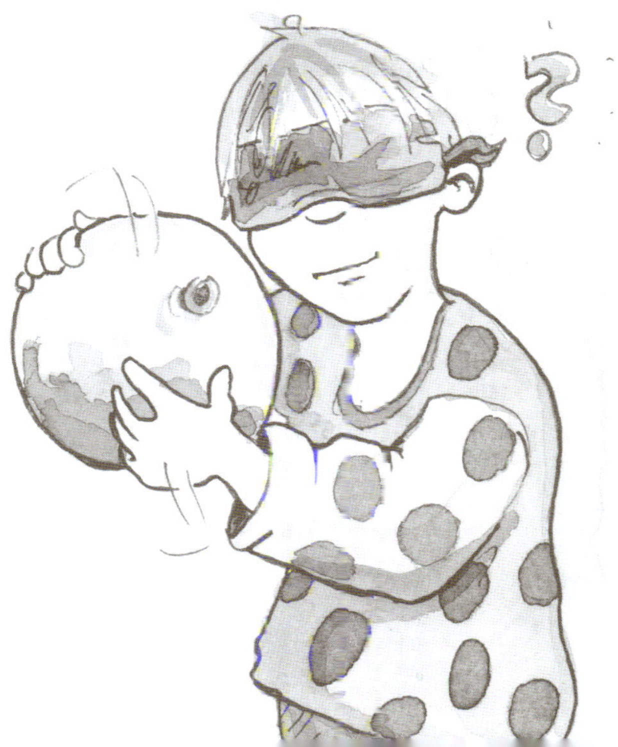

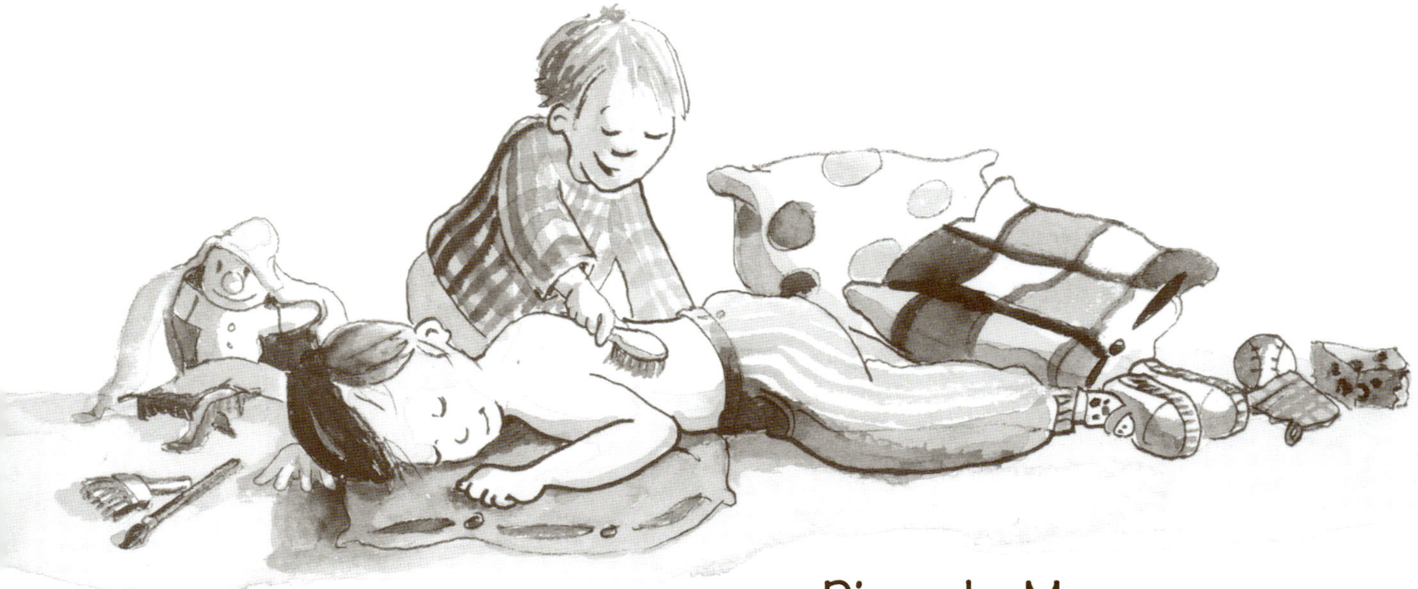

Dingsda-Massage

Alter: ab 4 Jahren
Material: 1 Decke pro Kinderpaar, je 1 Waschlappen, Haarbürste, Fellteil, Chiffontuch, Schwamm, Feder, Tennisball, Pinsel, Stofftier
Ort: warmer Innenraum

Die Spielleitung breitet alle Decken zu einem Kreis aus und legt in der Mitte die Massage-Materialien bereit. Die Kinder finden sich zu Paaren zusammen und schauen sich gemeinsam die Gegenstände an.
Die Paare suchen sich eine Decke. Eines der beiden Kind zieht Pullover oder T-Shirt aus und legt sich mit den Füßen zur Kreismitte auf den Bauch. Das andere Kind nimmt sich aus dem Kreis einen Gegenstand heraus und streicht dem liegenden Kind damit ganz sanft über den nackten Rücken.
Das liegende Kind errät, womit es gerade massiert wird und bestimmt, in welcher Intensität und wie lange es mit diesem Gegenstand massiert werden will.
Falls ein Material einem Kind unangenehm ist, wird es in die Mitte zurückgelegt und das massierende Kind nimmt einen anderen Gegenstand.
Wurden alle Massage-Gegenstände ausprobiert, darf sich das liegende Kind zum Abschluss einen Gegenstand wünschen, mit dem es noch einmal ausführlich massiert wird, bevor die Kinder ihre Rollen tauschen.

Korkenwühlen

Bei diesem Spiel steht die Hautwahrnehmung im Vordergrund. Da die Materialien ganz unterschiedliche Dichten und Oberflächenstrukturen zeigen, spüren die Kinder sehr deutlich die Kontraste.

Alter: ab 3 Jahren
Material: 4 große Wannen, viele Kastanien, Sand, 16 Korken
Anzahl: max. 16 Kinder

Die Spielleitung füllt gemeinsam mit den Kindern zwei der Wannen mit Kastanien und die anderen beiden Wannen mit Sand. In allen Wannen versteckt sie vier Korken.
Die Kinder bilden zwei Teams. Zu jedem Team gehören eine Kastanien- und eine Sandwanne, auf die sich die Kinder eines Teams gleichmäßig verteilen.
Auf ein Signal der Spielleitung hin beginnen alle Kinder nach den Korken zu wühlen. Die Spielleitung gibt vor, ob die Kinder dabei beide Hände oder nur eine Hand benutzen dürfen.
Welches Team hat als erstes alle Korken aus seinen Wannen gefischt?
Sind alle Korken wieder neu versteckt, wechseln die Kinder von den Kastanienwannen zu den Sandwannen und umgekehrt.

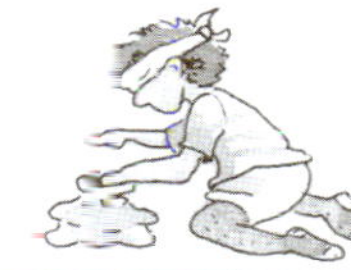

Formen gehen

Dieses Spiel fordert die Wahrnehmung besonders stark, weil mehrere Informationen gleichzeitig verarbeitet und verschiedene Bewegungsabläufe koordiniert werden müssen.

Alter: ab 5 Jahren
Material: keins
Ort: Sandfläche

Die Kinder stellen sich mit etwas Abstand zueinander in einer oder zwei Reihen auf. Alle blicken in eine Richtung, am besten auf die Spielleitung oder draußen auf einen Baum. Bei allen Bewegungen schauen sie ausschließlich in diese Richtung.

Die Spielleitung gibt den Kindern verschiedene Formen wie Kreis, Dreieck oder bei älteren Kindern auch Zahlen oder Buchstaben vor, die die Kinder mit ihren Füßen „malen". Dazu bewegen sich die Kinder mit kleinen Schritten entsprechend der vorgegebenen Form vor, zurück oder zur Seite. Sie dürfen sich allerdings nicht durch Drehen oder Wenden mit ihrem Körper von der Spielleitung oder dem Baum abwenden, sondern bleiben mit ihrem Oberkörper immer nach vorn gewandt. Alle Drehungen oder Bögen, die in der Form vorkommen, müssen sie durch Schritte nach vorne, hinten oder zur Seite darstellen!
Auf der Sandfläche können die Kinder ihre Schritte selbst nachvollziehen und sich das Ergebnis ihrer Schritte ansehen.

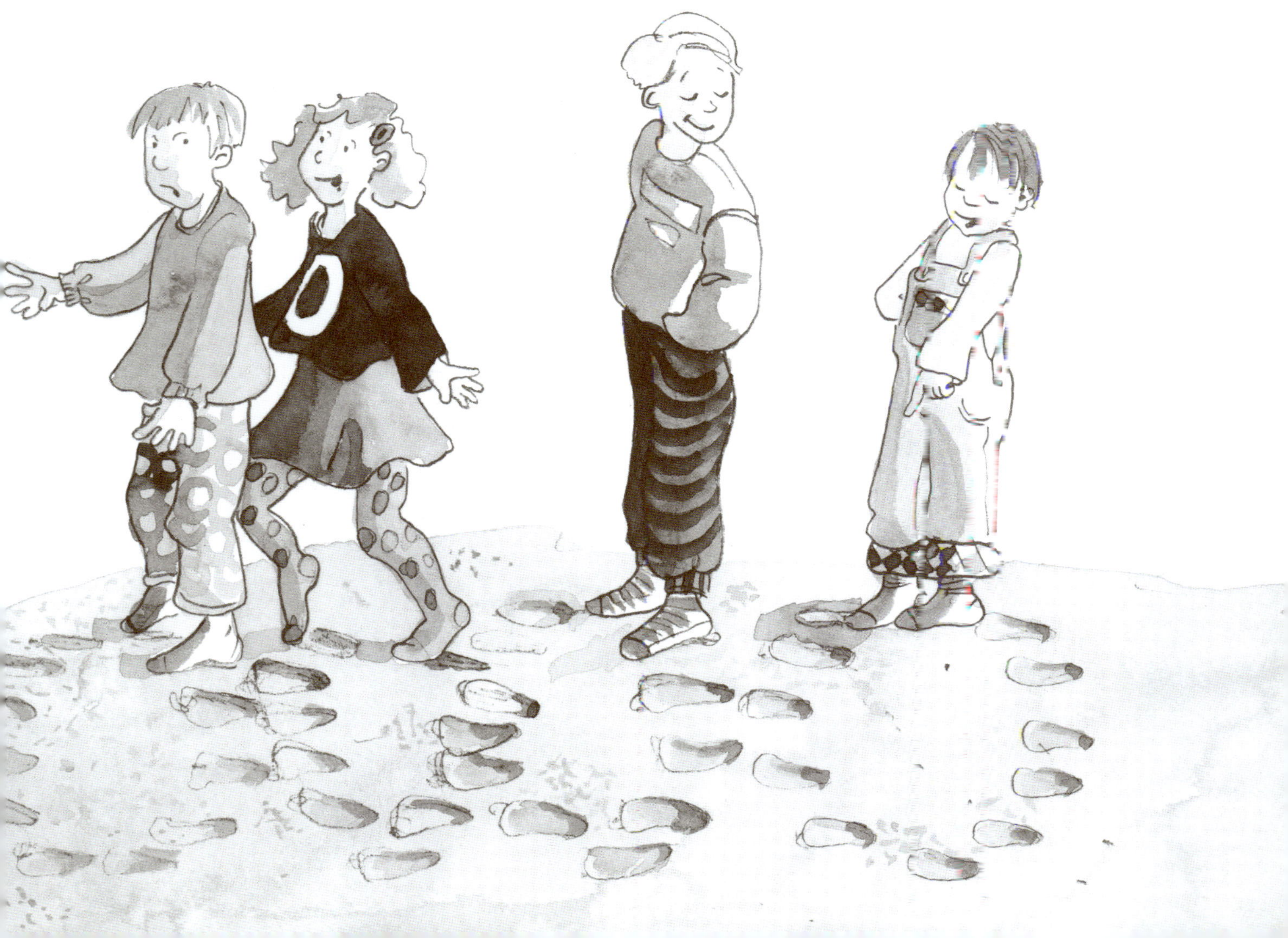

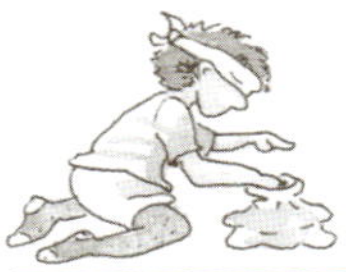

Memory

Alter: ab 4 Jahren
Material: mehrere verschiedene Ausstechförmchen und 1 dunkles Tuch pro Kinderpaar, 1 Blatt Papier pro Förmchen, Buntstifte

Vorbereitung:
Die Kinder finden sich zu Paaren zusammen und suchen sich verschiedene Förmchen aus. Mithilfe der Spielleitung malen die Kinder die Umrisse ihrer Ausstechförmchen auf das Papier. Dazu legen sie immer ein Förmchen auf ein Blatt Papier und umfahren die Form mit einem Buntstift.

Spielablauf:
Die Kinderpaare nehmen sich ihre gemalten Formen, die passenden Ausstechförmchen und ein Tuch. Sie legen die Förmchen auf den Boden und decken sie mit dem Tuch ab.
Eines der beiden Kinder nimmt sich alle gemalten Formen und hält eines der Blätter hoch. Das andere Kind greift unter das Tuch und ertastet – ohne zu linsen! – die passende Ausstechform.
Hat es die richtige Form gefunden, zieht es sie unter dem Tuch hervor. Stimmen die Formen überein, kommt das Ausstechförmchen unter das Tuch zurück und das Blatt wird zur Seite gelegt.
Alle Blätter, zu denen das ratende Kind die passende Form nicht gleich findet, behält das Partnerkind in der Hand und hält sie ein weiteres Mal hoch. Sind alle Formen erkannt, tauschen die Kinder die Rollen.

Gut beobachtet!

Alter: ab 5 Jahren
Material: keins

Die Kinder finden sich paarweise zusammen und stellen sich mit dem Gesicht zueinander auf. Die Spielleitung gibt den Kinderpaaren 1 Minute Zeit, um sich genau zu betrachten. Danach drehen sich die Kinder um und jedes Kind verändert drei Dinge an sich, z. B. flechtet es sich einen Zopf, zieht einen Schuh aus oder nimmt einen Ring ab. Während der Veränderungsphase dürfen sich die Kinder nicht umdrehen. Erst auf ein Zeichen der Spielleitung hin drehen sich alle Kinder wieder zueinander.
Eines der Kinder beginnt und sucht die Veränderungen an seinem Gegenüber. Hat es alle drei gefunden, ist das andere Kind an der Reihe. Ob die Kinder auch kleine Veränderungen an ihrem Partner erkennen?
Die Spielleitung kann nach einer Weile die Zeit zum gegenseitigen Betrachten verkürzen und die Anzahl der Veränderungen erhöhen.

Variante

Die Kinder nehmen die Veränderungen nicht an sich selbst vor, sondern in einem Raum:
Jedes Paar sucht sich eine Raumecke oder einen Teil der Wand und betrachtet ihn genau, bevor jeweils eines der beiden Kinder den Raum verlässt.
Die anderen Kinder entfernen in ihrem Bereich z. B. einen Gegenstand aus einem Regal, nehmen ein Bild von der Wand oder stellen einen Stuhl in die Ecke.
Welches der wartenden Kinder entdeckt beim Hereinkommen als erstes alle Veränderungen?
Bleiben die weggenommenen Gegenstände sichtbar und tauchen nur an einer anderen Stelle im Raum auf, machen die ratenden Kinder alle Veränderungen so schnell wie möglich rückgängig!

Geräusch-Mix

Hier kommt es nicht auf eine schnelle Reaktion an, sondern auf genaues Zuhören. Einigen Kindern fällt es am Anfang schwer, nicht voreilig zu reagieren, doch nach wenigen Durchgängen konzentrieren sich auch diese Kinder ganz auf ihren Hörsinn.

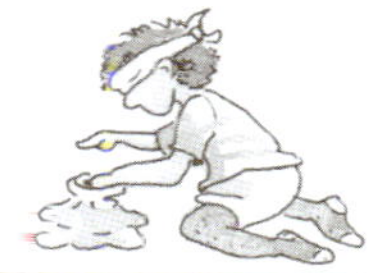

Alter: ab 5 Jahren
Material: 2 Kassettenrekorder mit Mikro, 2 Leerkassetten, mehrere Pappdeckelchen (10 x 10 cm), Buntstifte

Vorbereitung:
Die Kinder finden sich zu zwei gleich großen Gruppen zusammen.
Beide Gruppen gehen mit einem Aufnahmegerät los und zeichnen verschiedene Geräusche auf wie z. B. Toilettenspülung, Klingel, ein vorbeifahrendes Auto etc., bis sie ca. fünf bis acht Geräusche gesammelt haben.
Zu jedem ihrer Geräusche malen die Kinder eine Symbolkarte. Dazu malen sie auf jedes Pappdeckelchen ein Symbol für jedes aufgenommene Geräusch wie z. B. ein WC, eine Glocke oder ein Auto.

Spielablauf:
Alle Kinder setzen sich in ihren Gruppen im Kreis zusammen. Die Kinder der ersten Gruppe breiten alle Karten so vor sich aus, dass die ratenden Kinder der zweiten Gruppe alle Karten gut sehen und erreichen können.
Ein Kind der ersten Gruppe spielt eines der gesammelten Geräusche ab. Hat ein ratendes Kind das Geräusch erkannt, greift es schnell nach der passenden Symbolkarte. Ist es die richtige Karte, darf es sie behalten, ist es eine falsche Karte, wird sie umgedreht und kann nicht mehr gezogen werden. Wenn alle aufgenommenen Geräusche abgespielt wurden, zählt die ratende Gruppe ihre erbeuteten Karten.
Anschließend stellt die zweite Gruppe ihre Geräusche vor. Welche Gruppe hat am Ende die meisten Karten und somit die meisten Geräusche richtig erkannt?

Hinweis: Wollen die Kinder das Spiel auch längere Zeit am Stück spielen, erstellt die Spielleitung verschiedene Abmischungen der Geräusche, sodass jedes Geräusch öfter auf der Kassette zu hören ist. Die Kinder malen zu jedem Geräusch entsprechend viele Symbolkarten.

Rasselbande

Alter: ab 4 Jahren
Material: 10 leere Filmdöschen pro Kinderpaar, mehrere Büroklammern, Murmeln, Nüsse, Knöpfe, Zucker o. ä. Materialien

Die Spielleitung füllt gemeinsam mit den Kindern unterschiedlich viele Filmdöschen mit demselben Material. Die Döschen bleiben bis zum Austeilen nach Materialien sortiert stehen.
Die Kinder bilden Paare und erhalten zehn der Döschen. Damit die Kinder die gleichen Chancen haben, möglichst viele Materialgruppen zu bilden, achtet die Spielleitung beim Verteilen darauf, dass jedes Paar gleich viele verschiedene Materialien erhält (bei zehn Döschen also zwischen zwei und fünf).
Die Kinder mischen ihre Döschen durcheinander und stellen sie an einem Platz auf. Jedes Kind nimmt sich eines der Döschen und hört durch Schütteln wie mit einer Rassel, welches Material darin ist. Es sucht nun die dazu passenden Döschen mit dem gleichen Material und stellt sie dazu. Beide Kinder bilden gemeinsam so viele passende Materialgruppen wie möglich.
Sind alle Materialien zugeordnet, öffnet die Spielleitung die Döschen um den Inhalt zu kontrollieren. Für jede richtige Gruppe erhält das Paar einen „Zucker-Punkt", einen „Murmel-" oder „Büroklammer-Punkt".
Welches Paar hat die meisten richtigen Materialgruppen gebildet? Welche Punkte überwiegen, d. h. welche Materialien lassen sich am einfachsten erkennen?

Wo kommst du denn her?

Bei diesem Spiel wird die kognitive Fähigkeit der Kinder extrem beansprucht, denn besonders das gleichzeitige Zuordnen von Farben, Gegenständen und Räumlichkeiten erfordert eine gute Kombinationsgabe.

Alter: ab 5 Jahren
Material: 5 Schuhkartons oder andere kleine Kartons, Schere, Klebeband, kleine Stoffreste, Papier in fünf verschiedenen Farben, Klebstoff

Vorbereitung:
Die Spielleitung schneidet gemeinsam mit den Kindern in jeden Kartondeckel ein Loch, das gerade groß genug ist, dass ein Kind seine Hand hineinstecken kann.
Auf der Innenseite kleben sie mit dem Klebeband ein Stück Stoffrest vor das Loch, sodass die Kinder bei geschlossenem Deckel nicht in den Karton schauen können.
Von außen bekleben sie jeden Karton mit Papier in einer anderen Farbe.
Die Spielleitung holt aus fünf verschiedenen Räumen jeweils zwei typische Gegenstände, die in den Kartons Platz finden, z. B. aus dem Waschraum ein Stück Seife oder aus der Küche einen Kochlöffel etc. Sie legt die Gegenstände jeweils in einen Karton und schließt den Deckel.

Spielablauf:
Alle Kinder greifen nacheinander in alle Kartons und ertasten die Gegenstände. Erst wenn sie sicher sind, welche Gegenstände in dem Karton liegen, greifen sie in den nächsten.
Haben alle Kinder alle Gegenstände erfühlt, fragt die Spielleitung, welche Gegenstände in den verschieden farbigen Kartons sind und aus welchen Zimmern die Gegenstände kommen. Gemeinsam räumen die Kinder schließlich die Sachen wieder in die entsprechenden Zimmer zurück.

Fühlweg

Alter: ab 5 Jahren
Material: Fußmatte, Noppenfolie, Putzschwamm, Bürsten, Fell, Schaumstoff, Styroporplatte, Metallplatte, Blätter, Blumenschutznetz, Hobelspäne o. Ä., 1 Augenbinde pro Kind

Die Spielleitung zeigt den Kindern alle verschiedenen Materialien. Die Kinder gehen aus dem Raum, ziehen während des Wartens Schuhe und Strümpfe aus und bilden Paare.
Die Spielleitung legt auf dem Boden die Materialien zu einem Fühlweg aus, sodass zwischen den einzelnen Gegenständen ein wenig Platz bleibt, damit sich die Füße der Kinder in den Lücken „neutralisieren" können.
Bevor die Kinder den Raum wieder betreten, wird jeweils einem der Partnerkinder eine Augenbinde angelegt. Das andere Kind führt seinen Partner über den Fühlweg. Dabei sollten die Kinderpaare einen größeren Abstand zueinander einhalten, damit nicht das vordere Kind dem folgenden schon das Material vorsagt, das nun als nächstes kommt.
Die Kinder unterhalten sich auf dem Weg mit ihrem Partner darüber, ob ihnen ein Material z. B. angenehm ist oder sich ganz kalt oder kratzig anfühlt. Vielleicht erraten die Kinder sogar, um welches Material es sich handelt und können es benennen.
Am Ende des Fühlwegs angelangt nehmen die Kinder die Augenbinden ab und gestalten den Fühlweg um, sodass eine andere Reihenfolge der Materialien entsteht. Ihre Partner warten währenddessen vor der Tür darauf, selbst über den Fühlweg geführt zu werden.
Sind alle Kinder über den Weg gelaufen, sehen sie sich gemeinsam die Materialien genau an. Welche Materialien waren leicht zu erkennen und welche konnten die Kinder gar nicht zuordnen? Gab es Materialien, die die Kinder als unangenehm empfunden haben, werden diese beim nächsten Mal ersetzt.

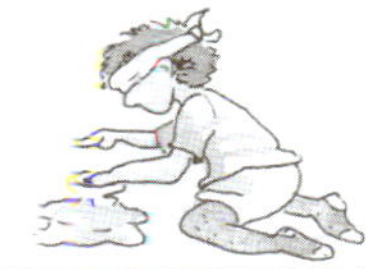

Fühlraupe

Alter: ab 4 Jahren
Material: 15 runde Pappstücke (mind. 25 cm Durchmesser), Klebstoff oder Leim, 14 verschiedene Materialien (z. B. Watte, Leder, Stoffreste, Samt, Perlen, Muscheln, Korken, Baumrinde, Styropor, Fellreste, Noppenfolie, Filz, Sandpapier und Bürstenköpfe), dünne Kordel, Klebeband, 2 Pfeifenputzer, 2 Watteperlen, Wasserfarben, Pinsel; evtl. 1 Augenbinde pro Kind

Vorbereitung:
Jedes Kind sucht sich ein Material aus und klebt es mit Leim oder Klebstoff auf eines der Pappstücke. Auf der Rückseite der Pappkreise befestigt die Spielleitung mit Klebeband ein Stück Kordel, sodass sie die Kreise an der Wand aufhängen kann.
Aus dem letzten Pappdeckel basteln die Kinder einen Raupenkopf: Sie kleben dazu die beiden Pfeifenputzer als Fühler an den Kreis und stecken auf jeden eine Watteperle. Mit den Wasserfarben malen die Kinder ein Raupengesicht. Die Spielleitung befestigt auch an diesem Pappkreis ein Stück Kordel.
Während die Kinder vor dem Raum warten oder draußen spielen, befestigt die Spielleitung an einer Wand zunächst den Raupenkopf und dann immer etwas versetzt die Pappkreise mit den Materialien, sodass eine kriechende Raupe an der Wand entsteht. Sie achtet bei der Anordnung der Kreise darauf, dass zwischen den nebeneinander hängenden Materialien große Kontraste bestehen.

Spielablauf:
Alle Kinder gehen mit geschlossenen Augen oder mit Augenbinden an der Raupe entlang und sammeln verschiedene Materialerfahrungen. Sie merken sich, was besonders angenehm oder auch unangenehm war.
Haben alle Kinder die Raupe befühlt, treffen sie sich gemeinsam mit der Spielleitung im Kreis vor der Fühlraupe und erzählen von ihren Eindrücken. Falls mehrere Kinder ein Material als besonders unangenehm empfinden, sollte die Spielleitung dies bei Gelegenheit austauschen.

Variante

Möchte die Spielleitung besonders viele Naturmaterialien verwenden, ist eine Jahreszeitenraupe zu empfehlen. Dazu werden nur die Materialien verwendet, die in der entsprechenden Jahreszeit draußen zu finden sind.

Hinweis: Dieses Spiel eignet sich sehr gut als Daueraufbau. Es wird nur einmal vorbereitet und kann fest an einer Wand montiert werden, sodass die Kinder immer wieder in den Genuss der Fühlraupe kommen können.

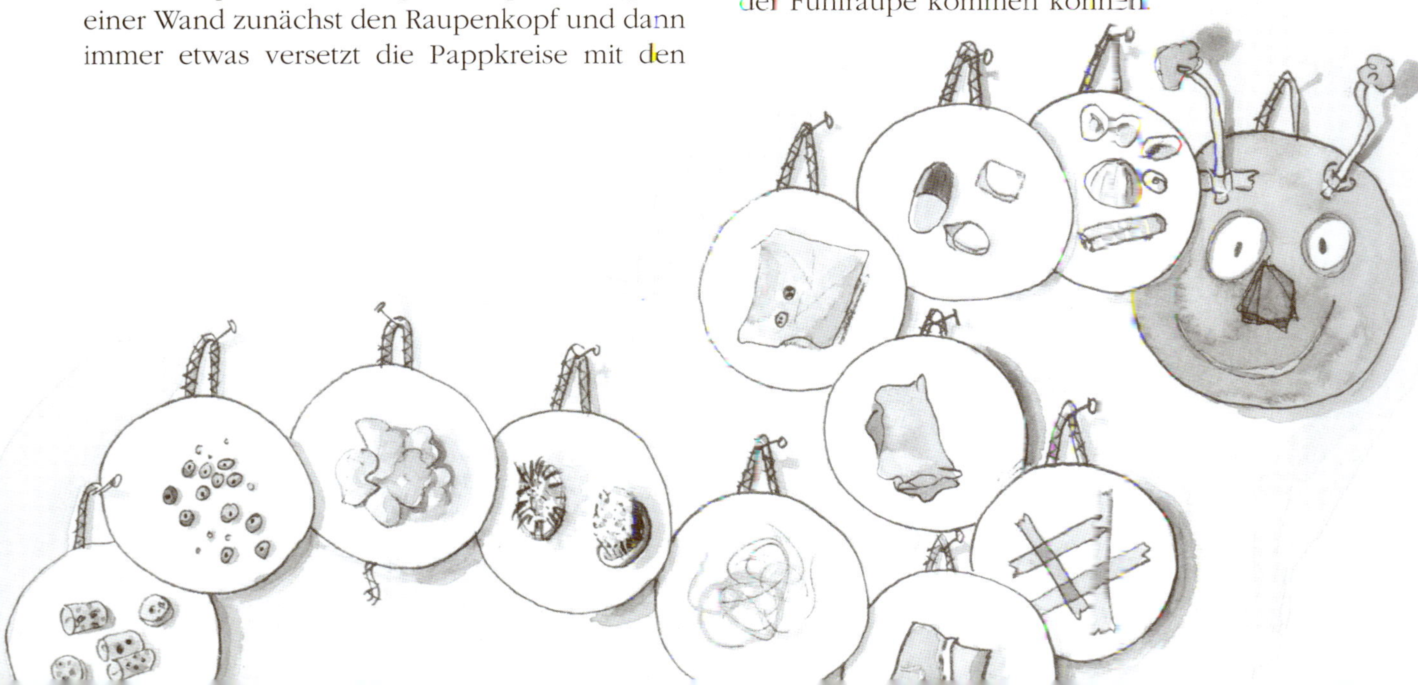

Schatzsuche

Alter: ab 4 Jahren
Material: 1 Kühlakku auf ca. 8 Kinder, 1 Augenbinde pro Kind; evtl. 1 stark riechende Seife auf ca. 8 Kinder, ein paar Wattebäusche, Rasierwasser, Essig, Zwiebelsaft, Zitronensaft
Ort: Innenraum

Während den Kindern vor der Tür die Augen verbunden werden, legt die Spielleitung einen oder mehrere gekühlte Akkus im Raum so auf den Boden, dass sie zwar zugänglich sind, die Kinder sie aber nicht sofort finden.
Die Kinder begeben sich auf Schatzsuche – allerdings wissen sie noch nicht, was der Schatz ist und wonach sie eigentlich suchen. Die Spielleitung erklärt ihnen nur, dass sie den Schatz auf dem Boden finden und ihn durch eine Berührung erkennen werden.
Auf der Suche nach dem Schatz wird jedes Kind alle Gegenstände ganz intensiv befühlen und wahrnehmen, weil es nicht genau weiß, wonach es sucht. Greift ein Kind an einen Kühlakku, wird es vor allem durch die Kälte merken, dass dieser Gegenstand nicht in den Raum gehört und ihn als den „Schatz" identifizieren.
Hat ein Kind einen Akku gefunden, ruft es die anderen Kinder herbei und sie befühlen gemeinsam mit noch verbundenen Augen den Schatz.

Varianten

◆ **Spürhunde**
Die Spielleitung versteckt statt des Akkus eine stark riechende Seife. Die Spürhunde dürfen hierbei wirklich nur ihre gute Nase zum Suchen verwenden: Ihre Augen sind wieder verbunden und die Hände bleiben als Pfoten auf dem Boden.

◆ **Für ältere Kinder**
Die Spielleitung tröpfelt auf jeden Wattebausch einen der Düfte und verteilt die Wattebäusche in Nasenhöhe der Kinder im Raum. Die Kinder laufen mit verbundenen Augen und verschränkten Armen langsam und vorsichtig durch den Raum und fangen einen Duft mit der Nase ein.
Wer ein duftendes Wattebällchen entdeckt hat, ruft laut: „Hier". Alle Kinder gehen ganz nah an den Duft heran und schnuppern – wer kann den Duft benennen?

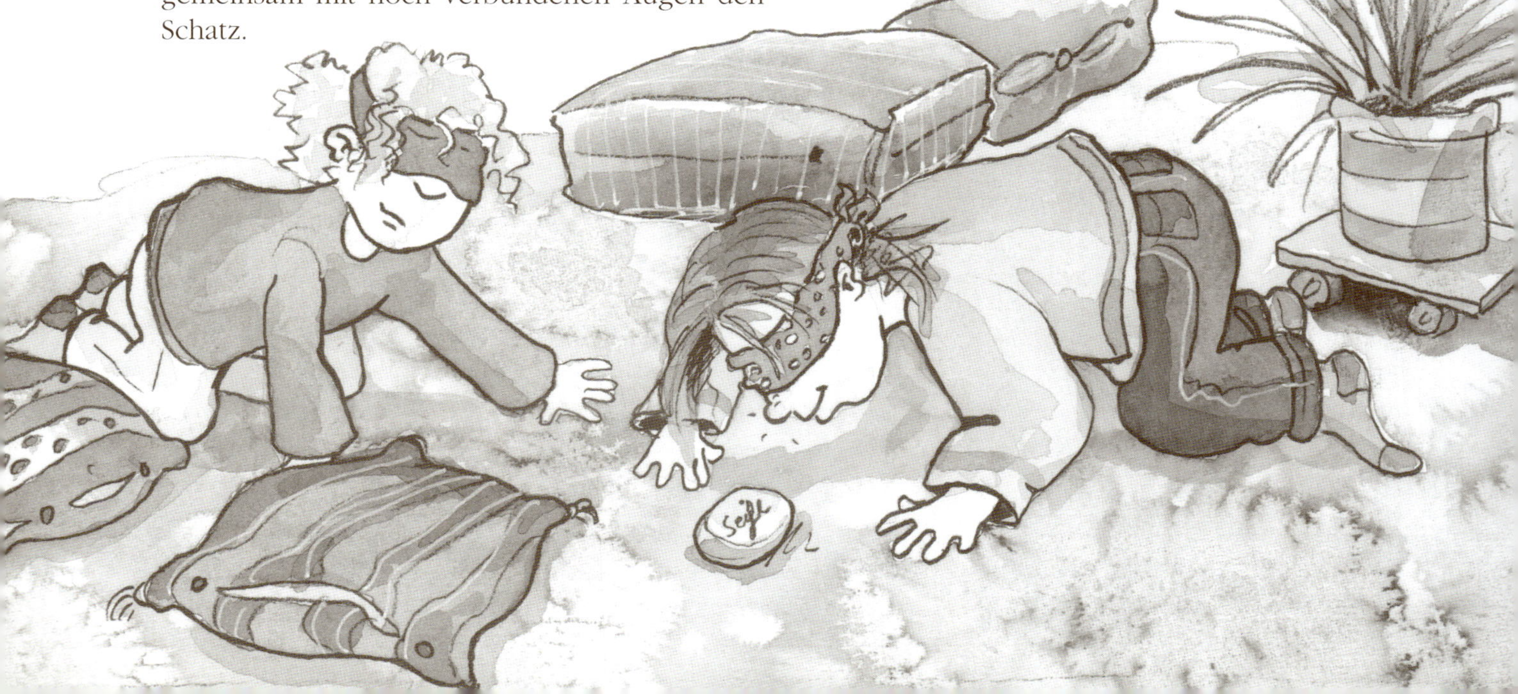

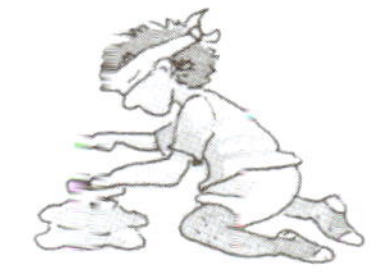

Papierspiel

Bei diesem Spiel gibt es keine SiegerInnen und „richtige“ oder „falsche“ Lösungen. Hier stimmen alle Ergebnisse, weil die Kinder ganz individuell wahrnehmen und sortieren.

Alter: ab 4 Jahren
Material: pro Kind 1 Augenbinde und je 1 Stück Krepppapier, Sandpapiere in verschiedenen Körnungen, Zeitungspapier, Backpapier, Löschpapier, Japanseide, Schreibpapier

Alle Kinder verbinden sich gegenseitig die Augen und setzen sich auf den Boden.
Die Spielleitung legt vor jedes Kind jeweils ein Stück aller Papiere. Die Kinder befühlen alle Papiere intensiv und sortieren sie nach ihrer Oberflächenstruktur: Sie beginnen mit dem gröbsten Papier und legen in einer Reihe die anderen Papiere an, sodass zum Schluss das glätteste Papier auf der anderen Seite liegt.
Haben alle Kinder ihre Papiere sortiert, nehmen sie auf ein Signal der Spielleitung ihre Augenbinden ab. Jedes Kind schaut sich zunächst seine eigene Reihe an und befühlt sie noch einmal, bevor alle Kinder aufstehen und sich die Papierreihen der anderen Kinder ansehen und befühlen, ohne sie jedoch zu verändern.
Sie gehen zu ihrer eigenen Reihe zurück und befühlen sie erneut. Vielleicht wollen manche Kinder nun ihre Reihe anders anordnen – wer mag, berät sich mit der Spielleitung oder seinem Nachbarn darüber.

Hinweis: Wenn die Kinder das Spiel zum ersten Mal spielen, sollte zunächst mit nur vier Materialien begonnen werden. Die Spielleitung erhöht von Mal zu Mal die Anzahl der verschiedenen Papiersorten.

Der Schleicher geht um

Dieses Spiel sagt der Spielleitung sehr viel über das Hörvermögen der einzelnen Kinder. Sie kann bei diesem Spiel darauf achten, ob ein Kind mit einem Ohr besser hört als mit dem anderen, ob es generell gut hört und sich auf ein einzelnes Geräusch konzentrieren kann.

Alter: ab 3 Jahren
Material: 1 Augenbinde pro Kind
Ort: Innenraum

Alle Kinder stellen sich in einen Kreis und legen mithilfe der Spielleitung ihre Augenbinden an.
Die Spielleitung spielt den „Schleicher“, der ganz langsam und leise durch den Raum schleicht und nur ab und zu einmal stehen bleibt.
Die Kinder haben die Aufgabe, ruhig auf ihrem Platz stehen zu bleiben und darauf zu horchen, wann der Schleicher stehen bleibt. Kann ein Kind den Schleicher nicht mehr hören und meint, er sei stehen geblieben, hebt es einen Arm. Bleibt der Schleicher stehen, wartet er drei bis fünf Sekunden, bevor er sagt: „Der Schleicher steht!“ Diese Aussage dient den Kindern zur Kontrolle, ob sie den Arm zum richtigen Zeitpunkt gehoben haben.
Nach einem kurzen Moment macht sich der Schleicher wieder auf den Weg kreuz und quer durch den Raum.

Fang den Schleicher!

Der Schleicher geht erneut um, bleibt aber diesmal nicht stehen. Die Kinder laufen mit verbundenen Augen hinter dem Schleicher her und strecken ihre Arme nach ihm aus, um ihn einzufangen.
Wer den Schleicher fängt, wird selbst zum neuen Schleicher.

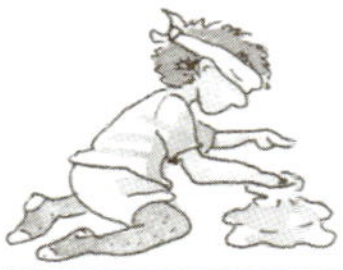

Hilfe, der Igel ist nackt

Alter: ab 4 Jahren
Material: mind. 10 Wäscheklammern und 1 Decke pro Kinderpaar

Die Kinder finden sich zu Paaren zusammen und erhalten die Wäscheklammern und eine Decke. Jeweils eines der Kinder legt sich mit dem Bauch auf die Decke. Es spielt einen Igel und schließt die Augen. Sein Partnerkind steckt eine selbst bestimmte Anzahl Wäscheklammern als Stacheln an das T-Shirt des „Igels“ und sagt zum Schluss: „Der Igel hat jetzt alle seine Stacheln!“
Nun beginnt das Kind ganz langsam und vorsichtig, dem Igel alle Stacheln nacheinander wieder zu stibitzen, bis der Igel „nackt“ ist. Wenn der Igel glaubt, dass er keine Klammern mehr auf dem Rücken hat, ruft er: „Hilfe, ich bin ganz nackt!“ Hat der Igel richtig gefühlt und wirklich schon keine Stacheln mehr auf seinem Rücken?
Stimmt die Wahrnehmung des Igels, tauschen die Kinder ihre Rollen.
Bei jedem weiteren Durchgang sollten die Kinder jeweils unterschiedlich viele Wäscheklammern verwenden, sodass der Igel die Klammern nicht so leicht abzählen kann, sondern wirklich fühlen muss, wann er keine Stacheln mehr hat!

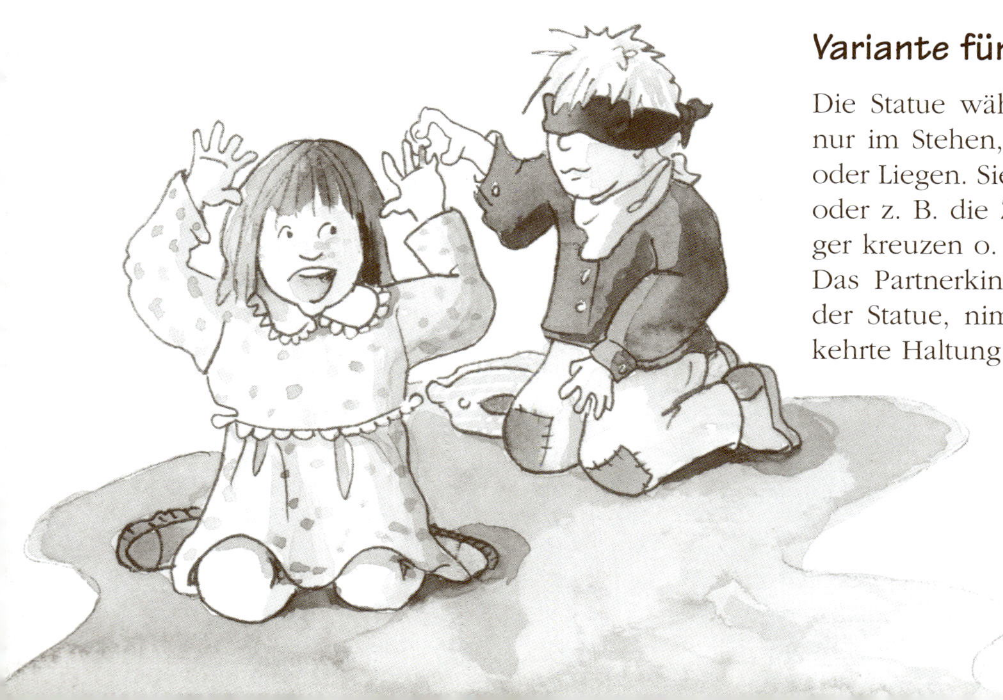

Original oder Fälschung?

Alter: ab 5 Jahren
Material: 1 Augenbinde pro Kinderpaar

Die Kinder finden sich paarweise zusammen und einem der Kinder werden die Augen verbunden.
Das andere Kind wählt eine beliebige Position im Stehen und verharrt in dieser wie eine Statue. Hat es die Position fest eingenommen, führt die Spielleitung das blinde Kind zu der Statue. Es tastet sie genau ab, um ihre Position und Haltung zu erforschen. Ist sich das Kind über die Haltung im Klaren, geht es einen Schritt zurück und nimmt nun selbst genau die gleiche Stellung ein.
Ist das Kind mit dem Nachstellen der Statuenhaltung fertig, nimmt die Spielleitung ihm die Augenbinde ab. Beide Kinder verharren in ihrer Position und können nun die Statue und deren Abbild vergleichen: Unterscheiden sich Original und „Fälschung“?
Zum Schluss tauschen die Kinder ihre Rollen.

Hinweis: Spielen die Kinderpaare nicht alle gleichzeitig, können sich die Kinder gegenseitig beim Hinführen zur Statue und den Augenbinden helfen und vor allem zum Schluss beide Statuen begutachten.

Variante für ältere Kinder

Die Statue wählt eine beliebige Position nicht nur im Stehen, sondern auch im Knien, Sitzen oder Liegen. Sie darf auch Grimassen schneiden oder z. B. die Zunge herausstrecken, zwei Finger kreuzen o. Ä.
Das Partnerkind erstellt wiederum eine Kopie der Statue, nimmt dabei aber eine spiegelverkehrte Haltung ein!

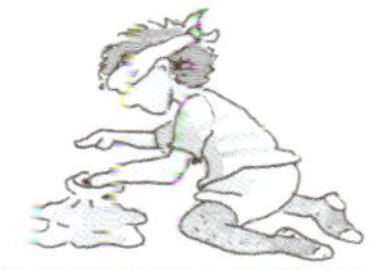

Das Maß ist voll!

Alter: ab 5 Jahren
Material: je 1 Glas, Flasche, Dose, Vase in unterschiedlichen Größen, Tisch, 1 Augenbinde pro Kind, Gießkanne mit Wasser
Ort: Innenraum

Die Spielleitung stellt alle verschiedenen Behältnisse auf den Tisch. Sie sortiert sie nicht nach dem Volumen oder ihrer Höhe, sondern stellt sie völlig unabhängig voneinander in eine Reihe.
Alle Kinder legen mithilfe der Spielleitung eine Augenbinde an und setzen sich mit dem Rücken zum Tisch auf den Boden.
Die Spielleitung füllt mit der Gießkanne in das erste Gefäß ganz langsam Wasser ein, bis es randvoll ist. Die Kinder hören genau hin, denn sie sollen am Geräusch erkennen, wann der Behälter voll ist. Wenn ein Kind glaubt, dass kein Wasser mehr hinein passt, hebt es schnell einen Arm.
Kann die Spielleitung tatsächlich kein Wasser mehr einfüllen, sagt sie: „Das Maß ist voll!" Dies dient zur Kontrolle der Kinder, ob sie richtig gehört haben.
Nacheinander werden alle Behältnisse mit Wasser gefüllt.
Fällt den Kindern das Hören bei einigen Behältnissen leichter als bei anderen?

Wecker aus!

Alter: ab 4 Jahren
Material: 1 Wecker oder Kochuhr, 1 Augenbinde pro Kind
Ort: Turnraum, auf ca. 20 m² max. 6 Kinder (je größer der Raum, desto schwieriger wird das Suchen für die Kinder)

Alle Kinder legen sich mithilfe der Spielleitung Augenbinden an. Die Spielleitung stellt den Wecker so ein, dass er nach kurzer Zeit klingelt und stellt ihn irgendwo am Rand des Raumes auf den Boden.
Die Kinder drehen sich langsam im Kreis, damit sie die Orientierung im Raum verlieren. Wenn sie das Klingeln hören, krabbeln sie auf allen Vieren so schnell es geht zu dem Wecker.
Welches Kind findet den Wecker am schnellsten?
Das Spiel wird einige Male wiederholt, sodass jedes Kind einmal die Chance hat, als erstes das Klingeln zu orten.

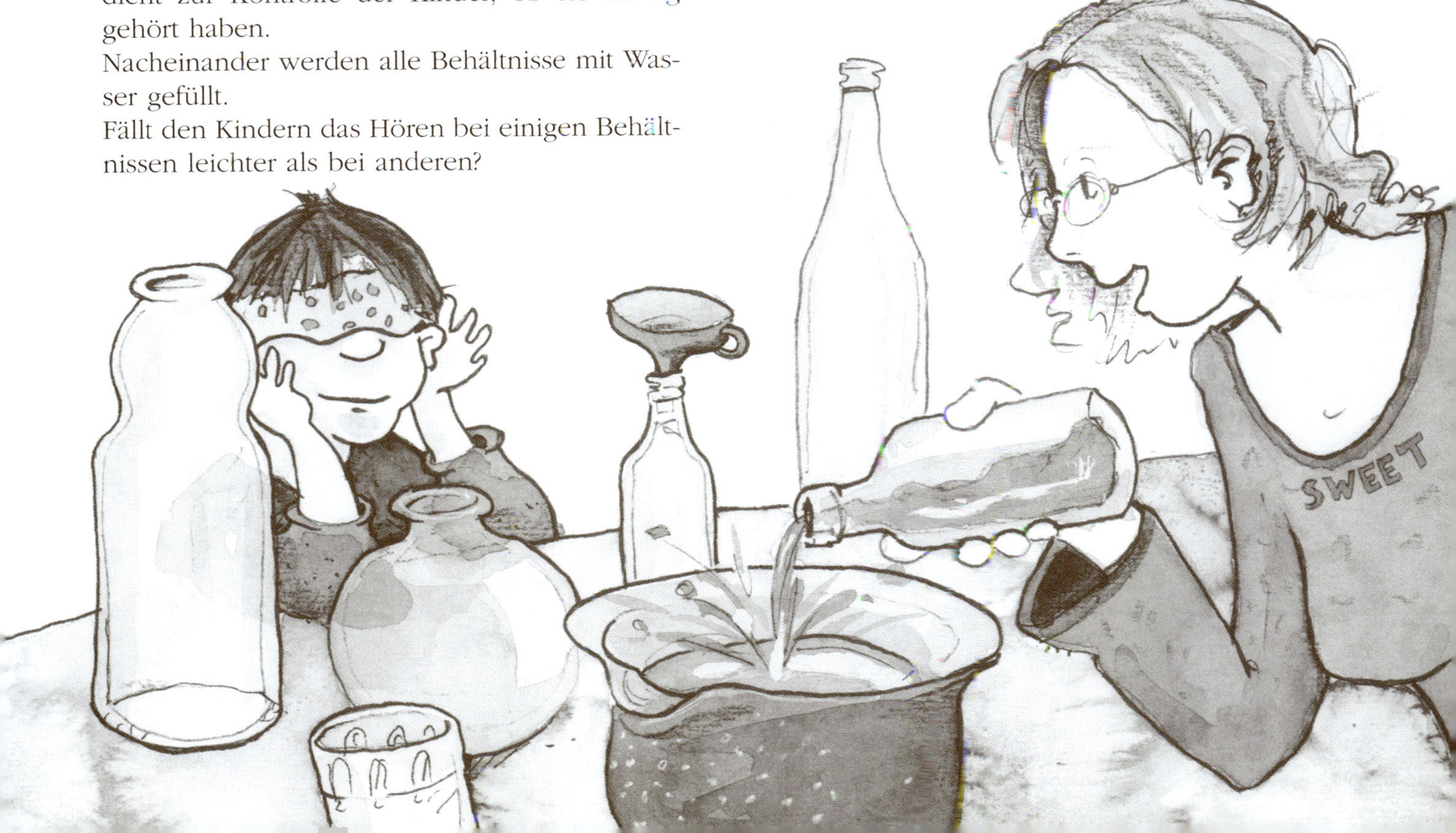

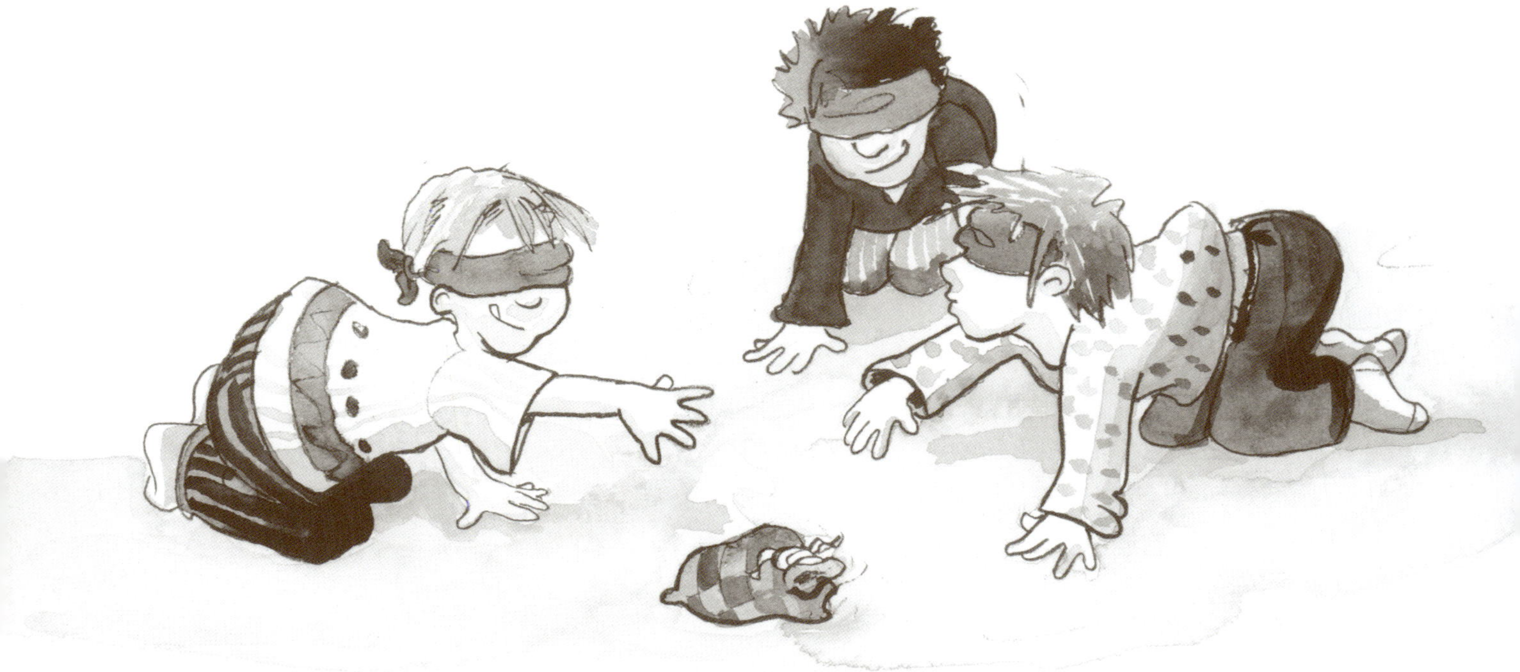

Klänge horchen

Alter: ab 3 Jahren
Material: 1 Augenbinde pro Kind, 1 Glöckchen, 1 Rassel, 1 Triangel o. ä. Instrumente
Ort: Innenraum

Alle Kinder binden sich mithilfe der Spielleitung eine Augenbinde um und legen sich mit dem Rücken auf den Boden.
Zunächst nimmt nur die Spielleitung das Glöckchen in die Hand und geht so leise durch den Raum, dass sie möglichst nicht zu hören ist. Ab und zu bleibt sie stehen und betätigt das Glöckchen. Alle Kinder zeigen mit ihrem Arm in die Richtung, aus der sie das Glöckchen hören.
Haben die Kinder das zielgenaue Hören ein paar Mal geübt, bestimmt die Spielleitung drei Kinder, die nun mit Rassel, Triangel und dem Glöckchen Töne produzieren.
Alle drei schleichen leise durch den Raum und betätigen kurz abwechselnd nach den Handzeichen der Spielleitung ihr Instrument. Alle anderen Kinder zeigen erneut mit der Hand in die entsprechende Richtung. Die hörenden Kinder müssen sich jetzt besonders konzentrieren, um auf drei verschiedene Klänge zu reagieren!
Die drei Instrumenten-Kinder wechseln sich nach einiger Zeit mit anderen Kindern ab.

Beute im Netz

Dieses Spiel fordert von den Kindern zusätzlich zur Konzentration auf die Wahrnehmung Rücksichtnahme und fördert ihr Sozialverhalten.

Alter: ab 4 Jahren
Material: 1 Augenbinde pro Kind, 1 Sandsäckchen

Alle Kinder legen sich Augenbinden an und setzen sich in einem großen Kreis auf den Boden. Die Kinder stellen die vielen Beine einer Spinne dar, die am Rand ihres Netzes sitzt und darauf wartet, dass eine Beute in ihr Netz geht.
Die Spielleitung wirft ein Sandsäckchen in den Kreis: Nun ist der Spinne etwas ins Netz gegangen und sie fängt mit allen Beinen an zu zappeln, um sich die Beute zu schnappen. Dazu krabbeln alle Kinder so schnell sie können zum Sandsäckchen, um es zu ergreifen.
Merken die Kinder, dass sie beim Beutefang zu nah aneinander geraten, nehmen sie aufeinander Rücksicht – schließlich will sich die Spinne nicht selbst auf die Füße treten oder ihre Beine verbeulen! Nur wer „unfallfrei“ die Beute fängt, darf sich die Augenbinde abnehmen und als nächster das Sandsäckchen werfen.

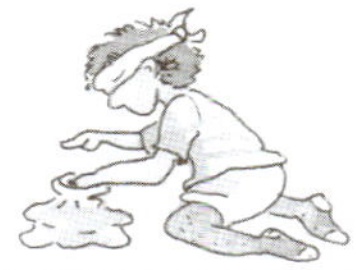

Ich bin ein Roboter

Dieses Spiel erfordert viel Vertrauen in den Partner, deshalb brauchen die Kinder vor allem für die Variante eine gewisse Vorlaufzeit.

Alter: ab 4 Jahren
Material: keins; evtl. 1 Augenbinde pro Kinderpaar
Ort: auf eine Fläche von ca. 20 m² max. 10 Kinder

Die Kinder finden sich zu Paaren zusammen. Eines der Kinder spielt einen Roboter und bewegt sich entsprechend eckig und kantig. Die Roboter besitzen auf jeder Schulter einen Knopf, mit denen ihre Partner sie lenken können: Wird der Knopf auf der rechten Schulter gedrückt, dreht sich der Roboter um 90 Grad nach rechts, bei der linken Schulter 90 Grad nach links.
Alle Roboter bewegen sich auf ein Signal der Spielleitung langsam in eine Richtung. Die anderen Kinder lenken ihren Roboter durch Knopfdruck und achten darauf, dass er nicht vor eine Wand oder gegen einen anderen Roboter läuft. Passiert doch ein Zusammenstoß, tauschen die Kinder ihre Rollen.

Varianten für ältere Kinder

- Die Roboter erhalten eine Augenbinde und strecken die Arme nach vorne, damit sie etwas geschützter sind, falls es einen Zusammenstoß gibt.
  Bei dieser Variante gehen die Roboter oft langsamer und konzentrieren sich mehr auf ihre „Knöpfe“, die das führende Kind drückt!
- Das führende Kind hat zwei Roboter gleichzeitig zu beaufsichtigen! Beide Roboter werden Rücken an Rücken gestellt und laufen gleichzeitig los. Das führende Kind soll beide Roboter durch entsprechendes Drücken der Knöpfe wieder zueinander bringen, bis sie voreinander stehen.
  Hinweis: Für diese Variante benötigen die Kinder viel Platz, damit diesmal nicht alle Roboter durcheinander laufen.

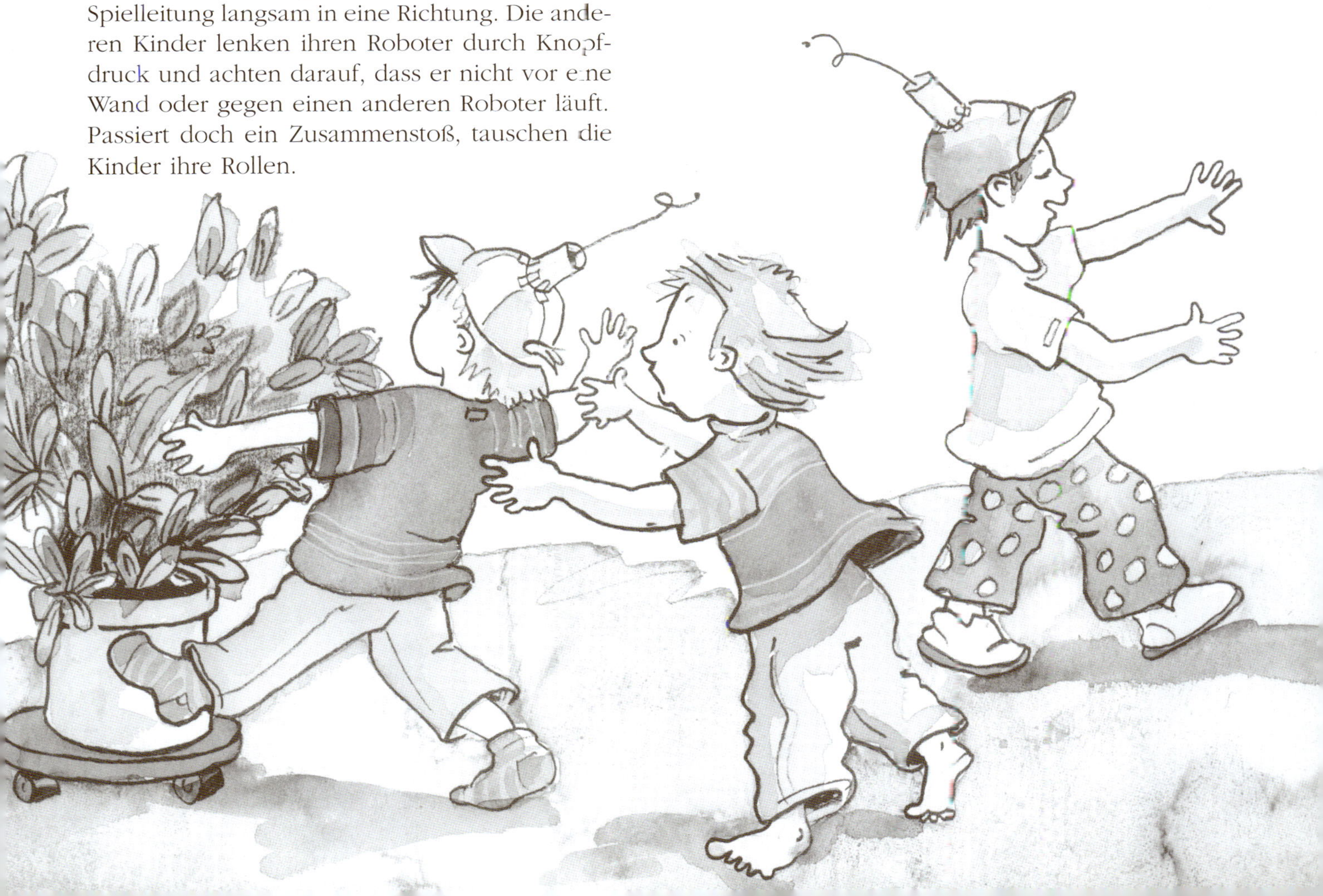

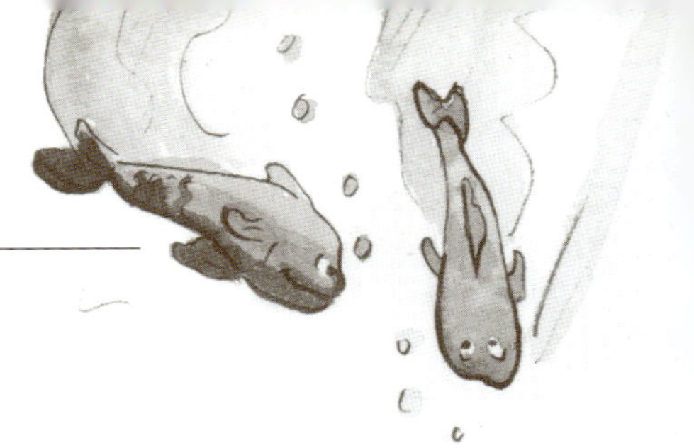

Reaktion

Reaktionsfähigkeit benötigen Kinder nicht nur im alltäglichen Leben, z. B. im Straßenverkehr, wenn sie schnell einem Hindernis ausweichen müssen. Auch beim Spielen sind schnelle Reaktionen von entscheidender Wichtigkeit. Die Fähigkeit, sich schnell auf eine neue Situation einzustellen und entsprechend zu reagieren, ist in vielen Spielen Voraussetzung für deren Gelingen:
Es gibt Kinder, die Probleme haben einen Ball zu fangen, denn sie haben die Hände noch weit geöffnet, wenn der Ball schon auf ihre Brust prallt. Diese Kinder sind sehr schnell frustriert, werden wütend und aggressiv. Von anderen Kindern gehänselt, werden sie schnell zu Außenseitern, die sich beim Spiel mit ihren KlassenkameradInnen zurückziehen und dadurch ihre Reaktionsfähigkeit noch weniger üben.

Die Reaktionsfähigkeit kann sehr gut trainiert werden. Damit dieses Training aber auch Spaß macht, hält dieses Kapitel ein paar schnell umsetzbare Spiele bereit, die ohne Mühe auch in den Alltag integriert werden können.

Ich sehe eine Form, die ihr nicht seht!

Alter: ab 4 Jahren
Material: keins
Ort: Innenraum mit vielfältiger Einrichtung

Alle Kinder verteilen sich im Raum und schauen sich gut um.
Ein Kind sucht sich eine bestimmte Form aus und sagt laut: „Ich sehe eine Form, die ihr nicht seht und das ist ein Kreis."
Alle Kinder suchen schnell diese Form im Raum und gehen zu einem Gegenstand, der diese Form hat. Haben alle Kinder einen solchen Gegenstand gefunden, bestimmt ein anderes Kind die nächste Form.

Variante

Ein Kind bestimmt ein besonderes Material, eine Größe, Farbe oder Oberflächenstruktur und alle Kinder suchen z. B. einen glatten, rauen, gelben oder grünen Gegenstand oder ein Ding, das so groß wie eine Fliege oder aus Holz ist.

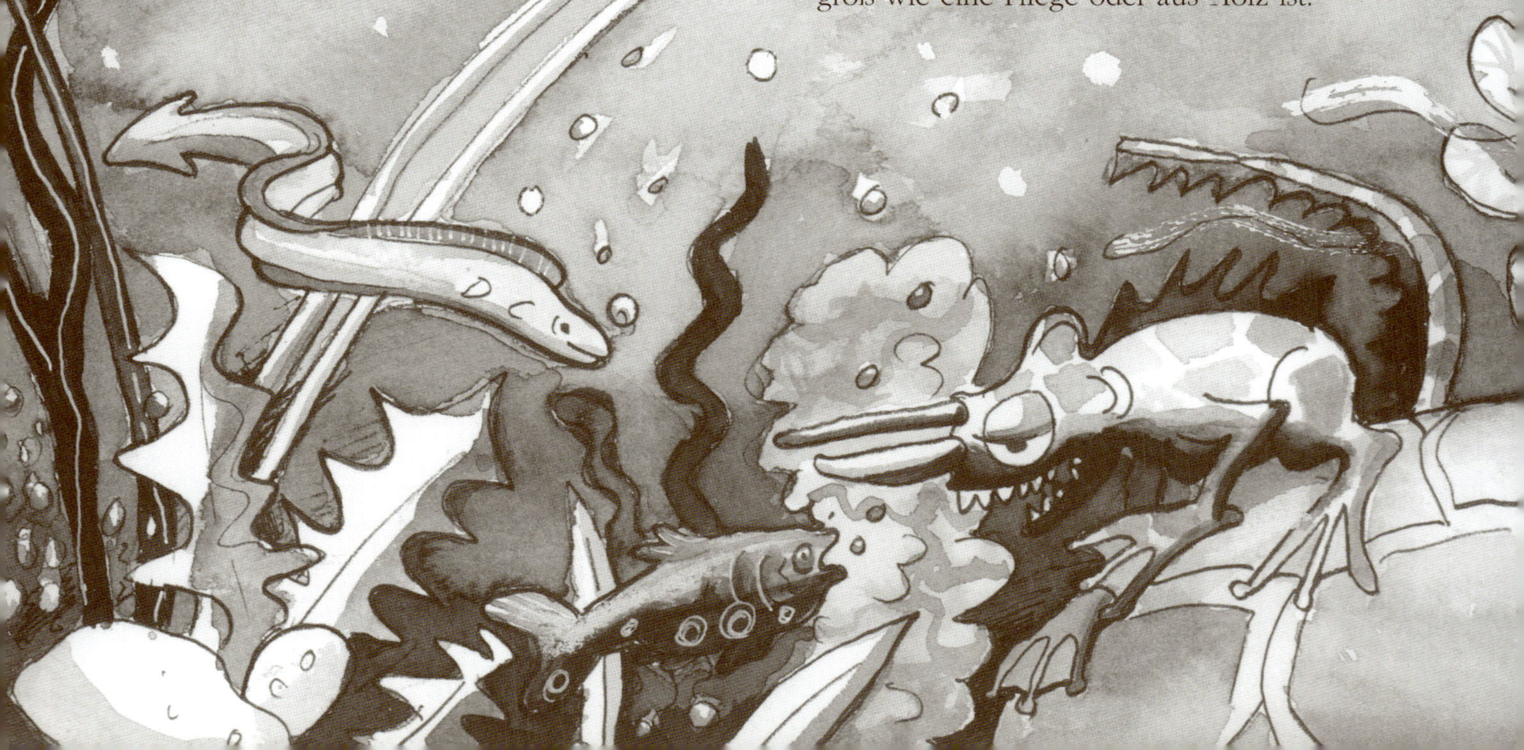

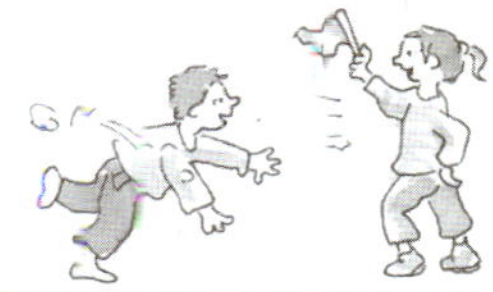

Meeresungeheuer

Alter: ab 3 Jahren
Material: keins
Ort: im Freien oder in einem großen (Turn-)Raum

Alle Kinder laufen durcheinander und spielen Fische, die im großen Meer umherschwimmen. Etwas abseits von ihnen aber lauert das Meeresungeheuer in seinem Versteck. Ein Kind übernimmt diese Rolle und stellt sich an den Rand. Die Fische bewegen sich je nach Wetterlage, die von der Spielleitung angekündigt wird, im Wasser:

- „*Das Meer ist ganz ruhig*“: Die Fische bewegen sich leise auf „Flossenspitzen“ durch das Wasser.
- „*Das Meer schlägt hohe Wellen*“: Alle Fische springen mit den Wellen so hoch sie können in die Luft.
- „*Das Meer ist sehr stürmisch*“: Alle Fische schwimmen so schnell sie können umher.
- „*Es ist Ebbe*“: Die Fische schwimmen so schnell wie möglich weg, denn bei Ebbe kommt das Meeresungeheuer aus seinem Versteck heraus und fängt so viele Fische wie möglich!
- „*Die Flut kommt*“: Alle gefangenen Fische schwimmen mit dem Meeresungeheuer in sein Versteck zurück.

Alle Fische, die vom Meeresungeheuer gefangen wurden, verwandeln sich in der nächsten Runde ebenfalls in Meeresungeheuer.

Hinweis: Die Spielleitung sollte möglichst schnelle Wechsel zwischen den Bewegungsaufgaben vornehmen und die Fangphase sehr kurz halten, damit das Ungeheuer jeweils nur wenige Fische fangen kann.

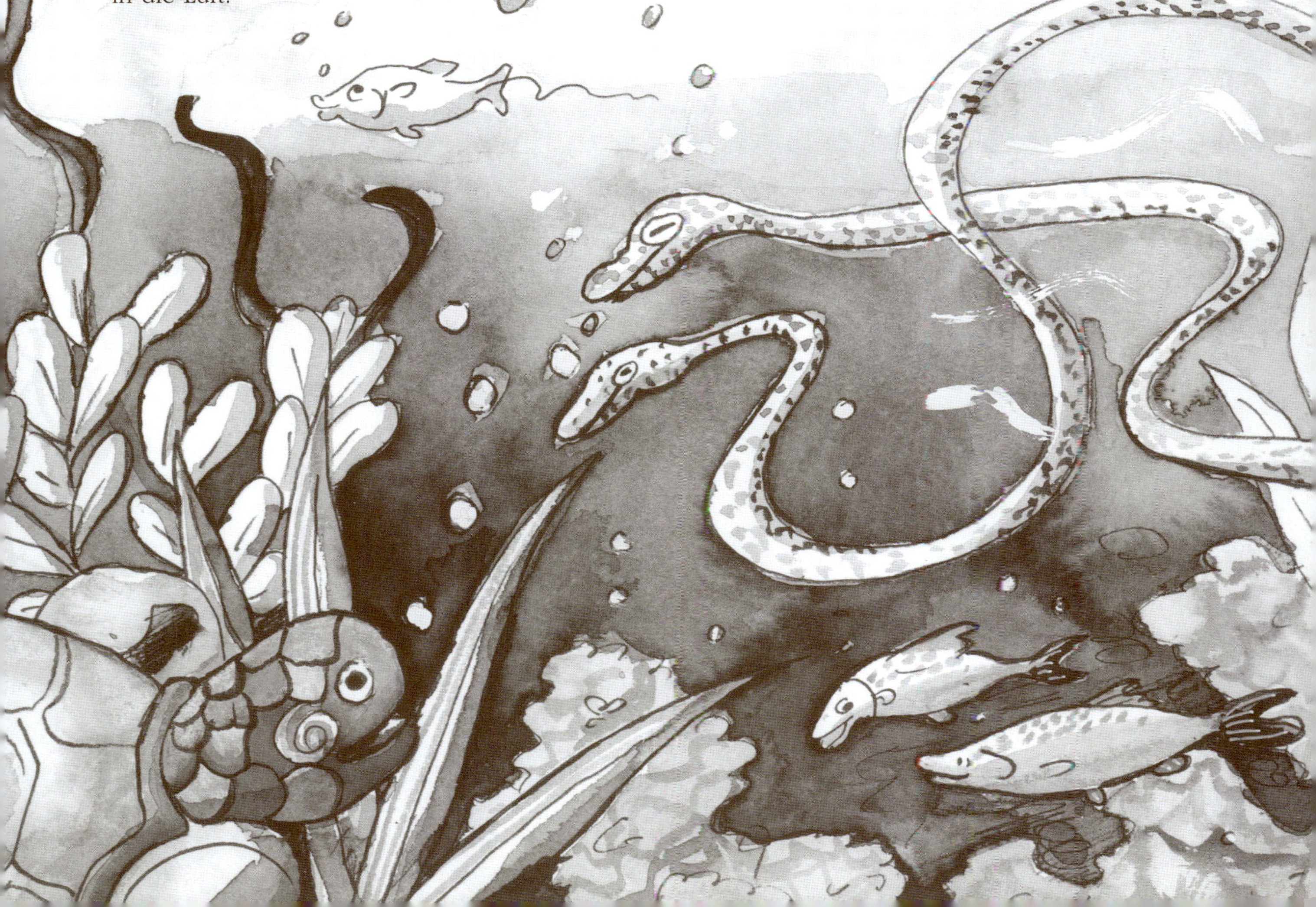

Krokodiltanz

Dieses Spiel fördert zusätzlich zur Reaktionsfähigkeit die Farbwahrnehmung.

Alter: ab 4 Jahren
Material: mind. 6 Wäscheklammern pro Kind in mehreren Farben, Musik

Die Spielleitung verteilt die Wäscheklammern auf dem Boden und stellt die Musik bereit.
Die Kinder spielen Krokodile, die sich nur durch Tanzmusik vom Fressen abhalten lassen! Die Wäscheklammern stellen kleine bunte Fische dar, die im Wasser schwimmen.
Wenn die Spielleitung die Musik abspielt, beginnen alle Krokodile zu tanzen. Stoppt die Spielleitung die Musik, ruft sie laut eine Farbe. Alle Krokodile setzen sich sofort in Bewegung auf der Suche nach „Fischen“ in dieser Farbe und fressen möglichst viele von ihnen – schließlich haben sie großen Hunger nach dem Tanzen! Die Kinder stecken sich dazu die entsprechenden Wäscheklammern vor ihrem Bauch an ihr T-Shirt.
Sobald die Musik wieder läuft, fressen die Krokodile keine Fische mehr, sondern beginnen sofort wieder begeistert zu tanzen.
Haben die Krokodile am Ende des Spiels alle Fische gefressen, schaut die Spielleitung, welches Kind die meisten Wäscheklammern angesteckt hat.

Geisterstunde

Alter: ab 4 Jahren
Material: 1 großes Tuch pro Kind; evtl. 1 Taschenlampe
Ort: Innenraum mit Verdunkelung

Die Spielleitung verdunkelt den Raum so weit, dass die Kinder gerade noch genug sehen können, um nicht zusammenzustoßen.
Ein Kind spielt den Schlosswärter und stellt sich mit dem Rücken zum Raum an den Lichtschalter. Alle anderen Kinder verkleiden sich mit den Tüchern als Schlossgespenster, die nachts herumspuken.
Punkt zwölf beginnen die Gespenster umher zu schleichen, zu tanzen, zu laufen, Geräusche zu machen usw. Der Schlosswärter bekommt nach kurzer Zeit ein wenig Angst. Er schaltet schnell das Licht ein und dreht sich um. Alle Gespenster bleiben sofort wie versteinert stehen, denn ein Gespenst, das sich nicht bewegt, ist für den Schlosswärter unsichtbar. Bewegt sich doch noch eines der Gespenster, wird es vom Schlosswärter enttarnt: Es muss seinen Umhang abgeben und mit ihm die Rolle tauschen.

Variante

Der Schlosswärter erhält eine Taschenlampe und steht in einer Raumecke mit dem Rücken zur Wand. Wenn die Gespenster wieder spuken, schaltet er schnell seine Taschenlampe an. Erwischt er mit dem Lichtstrahl ein Gespenst, das sich bewegt, muss es die Rolle mit ihm tauschen. Bewegt sich das Gespenst aber nicht, schaltet der Schlosswärter seine Taschenlampe wieder aus und wartet einen Moment, bis die Gespenster von neuem spuken.

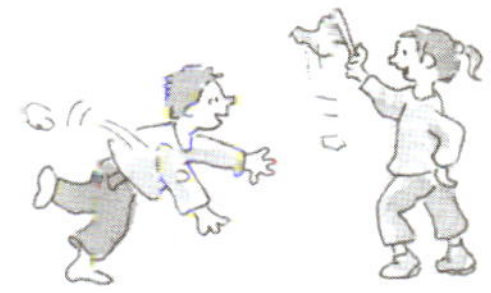

Kitzeliger Riese

Alter: ab 3 Jahren
Material: 1 Wolldecke
Ort: im Freien oder in einem großen (Turn-)Raum

Die Spielleitung legt eine Wolldecke in die Mitte und ein Kind, das einen schlafenden Riesen spielt, nimmt darauf Platz. Dieser Riese hat allerdings ein Handikap: Er ist an einer Stelle seines Körpers ganz schrecklich kitzelig! Wird diese Stelle von jemandem berührt, wacht der Riese sofort auf und wird ganz wild.
Die anderen Kinder spielen Zwerge, die sich einen Spaß daraus machen, herauszufinden, an welcher Stelle der Riese kitzelig ist.
Der Riese denkt sich eine solche Stelle aus und flüstert sie der Spielleitung zu. Diese achtet darauf, dass die Stelle auch zugänglich ist und der Riese nicht beim Schlafen darauf liegt!
Alle Zwerge schleichen sich leise an den schlafenden Riesen heran. Ein Zwerg nach dem anderen berührt den Riesen an einer Stelle seines Körpers, von der er meint, dass es seine empfindlichste Stelle ist. Ist es die falsche Stelle, dreht sich der Riese vielleicht kurz im Schlaf um oder grunzt vor sich hin, wacht aber nicht auf. Berührt ein Zwerg aber die kitzelige Stelle des Riesen, schreckt dieser aus seinem Schlaf hoch, wird ganz wild auf die kleinen Zwerge und läuft ihnen nach. Fängt der Riese einen Zwerg, ist dieser der nächste Riese.

Flagge zeigen

Alter: ab 4 Jahren
Material: 3-5 verschieden farbige Tücher

Die Spielleitung stellt einen Fahnenmast dar, der im Spiel verschiedene Flaggen zeigt. Sie überlegt gemeinsam mit den Kindern für jede Farbe der Tücher eine Bewegungsaufgabe. Zeigt der „Fahnenmast" die grüne Flagge, hüpfen z. B. alle Kinder wie ein Frosch, zeigt er die weiße Flagge, watscheln alle Kinder wie eine Ente usw.
Sind alle Bewegungsaufgaben festgelegt, stellt sich die Spielleitung in die Mitte des Raumes

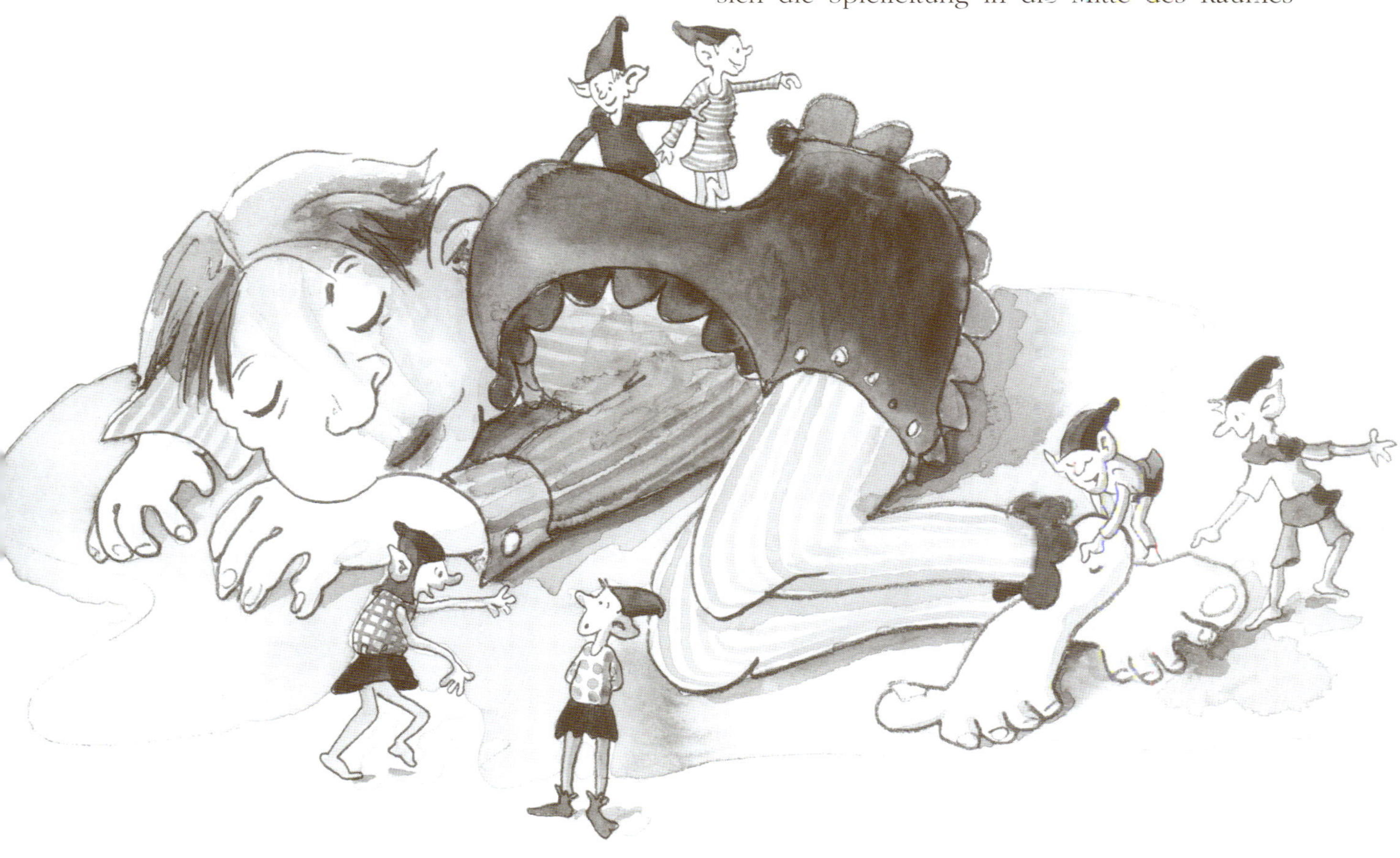

und zeigt im Wechsel die verschiedenen Flaggen. Die Flaggen sollten recht schnell gewechselt werden, um die Reaktionsschnelligkeit zu schulen.

Variante für ältere Kinder

Zu der Bewegungsaufgabe kommt ein Geräusch hinzu: Bei der grünen Flagge hüpfen die Kinder nicht nur wie ein Frosch, sondern quaken auch noch dazu.
Die Spielleitung zieht nun zwei Flaggen gleichzeitig hoch. Die Flaggenfarbe, die sie in der rechten Hand hält, gibt die Bewegungsaufgabe an, die Flagge in der linken Hand das Geräusch. So kann es passieren, dass die Kinder hüpfen wie ein Frosch, aber bellen wie ein Hund!

Holzperlenregen

Alter: ab 4 Jahren
Material: mind. 15 Holzperlen in verschiedenen Farben und 1 Schuhkarton und 1 Becher pro Kinderpaar

Alle Kinder finden sich zu Paaren zusammen und nehmen sich die Holzperlen, einen Becher und einen Schuhkarton.
Das eine Kind setzt sich mit dem Becher in der Hand neben den Schuhkarton. Sein Partner stellt sich daneben, nimmt alle Holzperlen in die Hände und lässt diese von oben ganz langsam nacheinander in den Schuhkarton fallen. Das sitzende Kind hat die Aufgabe, alle Holzperlen einer Farbe, die der Partner vorgibt, mit seinem Becher aufzufangen, bevor sie in den Schuhkarton fallen.
Sind alle Perlen heruntergefallen, können die Kinder sehen, wie viele Perlen der genannten Farbe im Becher gelandet sind.
Die Kinder wählen jedes Mal eine andere Farbe aus und tauschen nach jedem Durchgang ihre Rollen.

Zollstockfangen

Hier wird den Kindern große Konzentration und eine gute Raumwahrnehmung abverlangt und besonders ihre Merkfähigkeit geschult.

Alter: ab 4 Jahren
Material: 1 rote und 1 gelbe Wäscheklammer und 1 Zollstock pro Kind

Jedes Kind nimmt sich von jeder Farbe eine Wäscheklammer und einen Zollstock. Mithilfe der Spielleitung klemmen sich die Kinder die rote Wäscheklammer an den linken Ärmel ihres Pullis und die gelbe Klammer an den rechten Ärmel.
Alle Kinder stellen sich im Kreis auf, falten den Zollstock ganz auf und knicken ihn einmal in der Mitte. Sie stellen ihn vor sich auf und halten ihn so fest, dass die beiden Zollstockenden nach unten zeigen und die Mitte spitz nach oben.
Ruft die Spielleitung laut: „Rot", lassen die Kinder ihre Zollstöcke los, machen einen Satz nach links und ergreifen den Zollstock ihres linken Nachbarn, bevor dessen Zollstock zu Boden fällt. Ruft die Spielleitung: „Gelb", springen sie schnell zu dem Zollstock rechts neben sich.

Hinweis: Je größer der Kreis, desto schneller müssen die Kinder reagieren!

Variante

Die Kinder bilden Paare und stellen sich in einem geringen Abstand zueinander mit den Zollstöcken auf. Auf ein gemeinsames Zeichen hin lassen sie ihre Zollstöcke los und laufen schnell zum Zollstock des anderen Kindes, um diesen aufzufangen. Hat es mit dem geringen Abstand zwei- oder dreimal hintereinander funktioniert, gehen die Kinder ein Stück weiter auseinander. Welches Kinderpaar hält den größten Abstand?

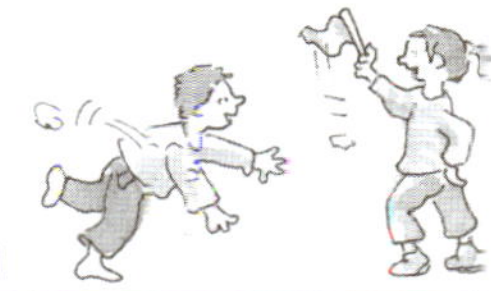

Magnet-Boden

Alter: ab 4 Jahren
Material: keins

Alle Kinder laufen kreuz und quer durcheinander. Hin und wieder ruft die Spielleitung den Kindern ein Körperteil zu, mit dem die Kinder schnell den Boden berühren, als wäre er magnetisch! Sie ruft z. B.: „Bauch" und alle Kinder legen sich schnell mit ihrem Bauch auf den Boden. Erst wenn die Spielleitung laut in die Hände klatscht, ist die Magnetisierung aufgehoben. Die Kinder lösen sich vom Boden und laufen erneut durch den Raum.
Nach einer Weile steigert die Spielleitung den Schwierigkeitsgrad, indem sie zwei oder drei Körperteile benennt, die gleichzeitig vom Boden magnetisch angezogen werden.
So entstehen die lustigsten Figuren, denn wie sieht es wohl aus, wenn die Kinder mit einem Knie, der Nasenspitze und einem Ellbogen am Boden kleben?

Die Geschichte vom Krokodil

Dieses Spiel regt neben dem Reaktionsvermögen auch die Fantasie der Kinder an. Die Variante ermöglicht es älteren Kindern, ihrer Vorstellung der Geschichte freien Lauf zu lassen.

Alter: ab 4 Jahren
Material: keins

Ein Kind übernimmt die Rolle des Krokodils und stellt sich an den Rand. Alle anderen Kinder sind kleine Äffchen, die wie das Krokodil im Dschungel leben.
Die Spielleitung erzählt den Äffchen eine kurze Geschichte. Jedes Mal, wenn dabei das Wort „Krokodil" fällt, kommt es angelaufen, um eines der Äffchen zu fangen, die natürlich Reißaus nehmen.
Hat das Krokodil einen Affen gefangen, tauschen die beiden Kinder ihre Rollen und die Spielleitung erzählt die Geschichte weiter.

Die Affen setzen sich gemeinsam in ihr „Affenlager" in die Mitte und lauschen der Geschichte *„Es war einmal ein großer Dschungel, in dem viele Tiere lebten, unter ihnen ein **Krokodil**. Vor allem die kleinen Äffchen hatten Angst vor den großen Tieren, am meisten aber vor dem **Krokodil**.*
*Im Dschungel gab es viel zu entdecken und so machten die kleinen Äffchen eines schönen Tages gerade einen Ausflug, als es plötzlich hinter ihnen im Gebüsch laut raschelte: Es war das **Krokodil**! Am Nachmittag schien die Sonne so stark, dass die Äffchen gerne im Fluss baden wollten, doch schon sahen sie große Wasserblasen aufsteigen und weiße Zähne blitzen – ja, da war es wieder, das **Krokodil**.*
*Abends waren die kleinen Äffchen sehr müde. Sie legten sich hin und schliefen sofort ein. Auf einmal kitzelte sie etwas an ihren Füßen. Als sie die Augen öffneten, sahen sie voll Schrecken – das **Krokodil**!"*

Variante für ältere Kinder

Das Kind in der Rolle des Krokodils beginnt gleichzeitig die Geschichte zu erzählen. Bei dem ersten Wort „Krokodil" läuft das Kind los und fängt ein Äffchen. Das gefangene Kind wird zum neuen Krokodil und erzählt selbst die Geschichte mit ein oder zwei Sätzen kurz weiter, bis das nächste „Krokodil" auftaucht.
Oft entstehen dadurch ganz neue Geschichten, aber auch Wiederholungen schaden dem Spielverlauf nicht!

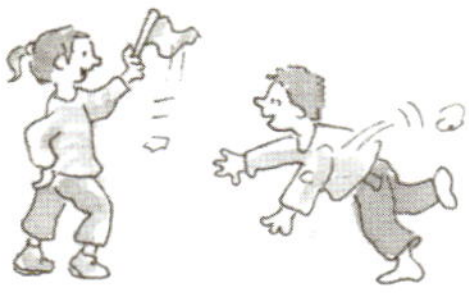

Aufgabenwürfel

Alter: ab 4 Jahren
Material: 1 großer (Schaumstoff-)Würfel
Ort: im Freien oder großer (Turn-)Raum

Die Spielleitung wählt ein besonderes Motto aus, z. B. „Fahrzeuge" und legt gemeinsam mit den Kindern für jede Augenzahl des Würfels eine Bewegungsaufgabe fest. Würfelt also ein Kind die 1, rasen alle wie ein Sportwagen, bei der 2 setzen sich alle zu zweit hintereinander wie in einem Bus usw.
Ein Kind beginnt und würfelt. Alle Kinder führen die passende Bewegungsform zur gewürfelten Zahl so schnell wie möglich aus. Das Kind, das die richtige Bewegung als erstes umgesetzt hat, würfelt die nächste Zahl.

Hinweis: Je nachdem wo das Spiel gespielt wird, werden die Bewegungsaufgaben dem Umfeld angepasst: Im Freien laufen die Kinder vielleicht schnell um eine Tanne oder springen in den Sandkasten.

Musikstopp

Zusätzlich zur Reaktionsfähigkeit wird bei diesem Spiel auch die auditive Wahrnehmung besonders geschult.

Alter: ab 3 Jahren
Material: Musik

Die Spielleitung stellt die Musik an und alle Kinder tanzen dazu.
Immer wenn die Spielleitung die Musik anhält, ruft sie den Kindern eine Bewegungsaufgabe zu wie z. B. hüpfen, rückwärts gehen, hinken, schleichen, krabbeln usw. Die Kinder setzen die Bewegung schnell um und führen sie so lange durch, bis die Spielleitung die Musik wieder laufen lässt.

Der Speck ist weg!

Alter: ab 4 Jahren
Material: 1 Seil pro Kinderpaar
Ort: großer Innenraum

Alle Kinder finden sich zu Paaren zusammen und jedes Paar nimmt sich ein Seil. Eines der Kinder spielt die Maus und steckt sich dafür das Seil als Mäuseschwanz in den Hosenbund, sein Partner spielt einen Bauern. Alle Mäuse gehen zu ihrem Mauseloch an der einen Seite des Raumes, die Bauern gehen gemeinsam auf die gegenüberliegenden Seite.

Die Spielleitung erzählt folgende kleine Geschichte, die die Kinder nachspielen:
„Es ist schon spät am Abend und alle Mäuse hocken in ihrem Mauseloch. Die Bauern sind müde von der schweren Arbeit auf dem Feld und legen sich in ihr Bett. Sie schließen ihre Augen und schlafen sofort ein. Hier und da hören die Mäuse ein leises Schnarchen.

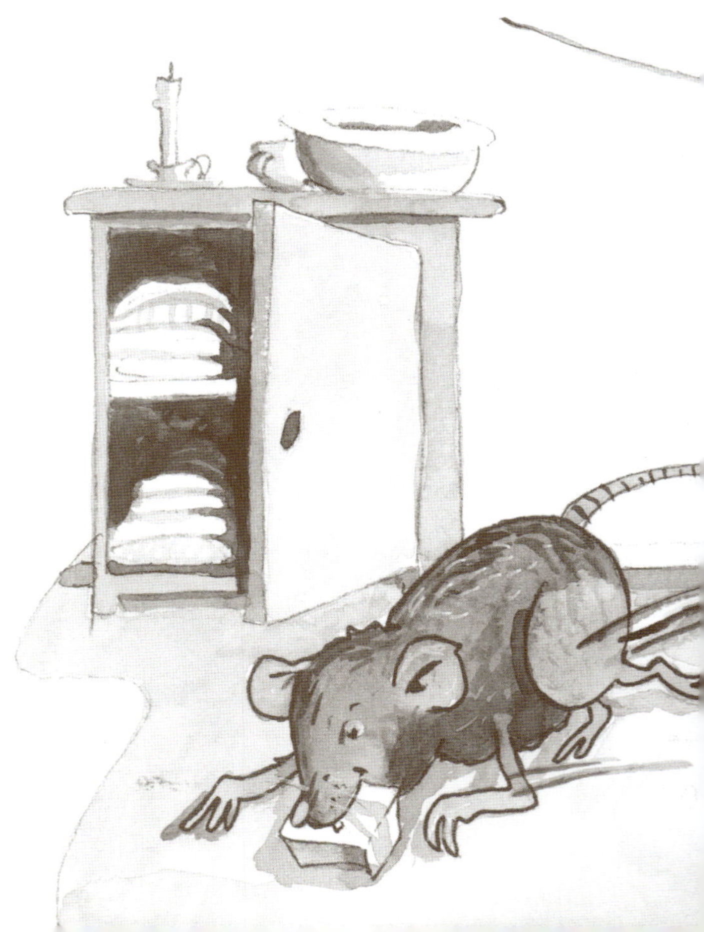

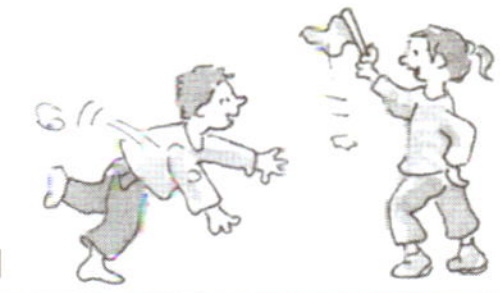

Aber auch aus dem Mäuseloch kommen Geräusche: Oh, weh – den Mäusen knurrt ganz laut der Magen, denn sie haben großen Hunger! Plötzlich erinnern sie sich daran, dass bei den Bauern immer leckerer Speck zu holen ist. Auf Zehenspitzen schleicht jede Maus zu ihrem schlafenden Bauern hinüber. Schon haben sie den Speck entdeckt und fangen an daran zu knabbern. Der Speck schmeckt den Mäusen so gut, dass alle ganz laut schmatzen. Davon erwachen die Bauern und rufen: „Der Speck ist weg!"

Bei dem letzten Satz „Der Speck ist weg" laufen alle Mäuse so schnell sie können zu ihrem Mäuseloch, um sich vor den Bauern zu retten, die ihrer Partner-Maus den Schwanz abziehen wollen – schließlich haben die Mäuse ihren Speck angeknabbert!
Hat ein Bauer den Schwanz seiner Maus erwischt, bevor die Maus ihr rettendes Loch erreicht hat, indem sie die Wand berührt, tauschen beide Kinder ihre Rollen. Hat die Maus sich mit ihrem Schwanz in ihr Loch gerettet, geht der Bauer missmutig wieder zu seinem Bett und beide Kinder bleiben in ihrer Rolle.

Würfelungeheuer

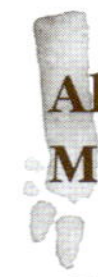

Alter: ab 4 Jahren
Material: 1 großer (Schaumstoff-)Würfel

Alle Kinder stellen sich in einem Kreis auf und eines der Kinder wirft den Würfel in die Mitte. Hat es eine Zahl von eins bis fünf gewürfelt, ist das nächste Kind mit würfeln an der Reihe. Wer allerdings eine „6" würfelt, wird zum Würfelungeheuer! Alle Kinder laufen schnell vor ihm davon, um sich nicht fangen zu lassen. Hat das Würfelungeheuer ein Kind erwischt, setzt sich dieses auf den Boden.
Während das Würfelungeheuer Jagd auf die Kinder macht, würfeln die Kinder zwischendurch immer wieder schnell, denn erst wenn eine „1" gewürfelt wird, verliert das Würfelungeheuer seine Kraft und kann keine Kinder mehr fangen.
Alle Kinder kommen wieder im Kreis zusammen und eine neue Würfelrunde beginnt.

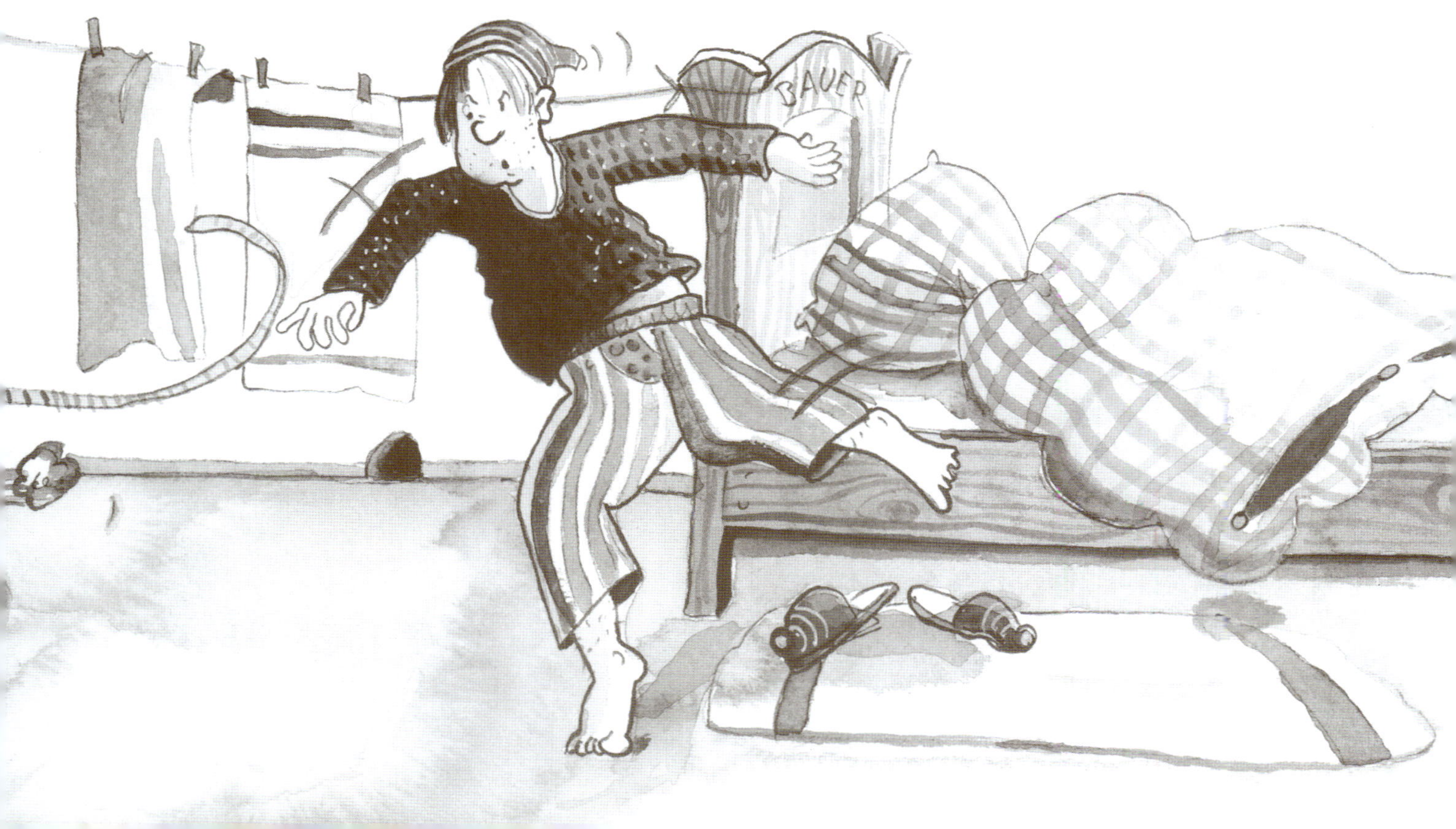

Ausdauer

Eine gute Ausdauer ist in vielerlei Hinsicht sehr bedeutend, denn sie stellt einen wichtigen Bestandteil der Gesundheit dar. Wenn wir uns ausdauernd bewegen, trainieren wir unser Herz-Kreislauf-System und versorgen das Gehirn mit mehr als ausreichend Sauerstoff. Auch für den Körper ist es eine schöne Erfahrung, an seine eigenen Grenzen zu stoßen und sich intensiv zu spüren. Nach einem Spiel, das viel Ausdauer und oft auch Kraft erfordert, nimmt sich der Körper selbst die Zeit zum Erholen. In dieser Phase können wir unser Herz schlagen und den Puls rasen hören; wir spüren unseren Körper sehr deutlich.

Kinder, die besonders ausdauerschwach sind, werden schnell zum „Schlaffi“ einer Gruppe und bleiben beim Wählen von Teams immer als letzte übrig. Auf dem Schulhof scheiden diese Kinder beim Fangen spielen zuerst aus, weil sie schnell ermüden und somit gleich gefangen werden.
Diese Kinder haben bald keine Lust mehr zu diesem oder ähnlichen Bewegungsspielen, denn sie haben durch ihr frühes Ausscheiden keine Erfolgserlebisse und können auch selbst die anderen Kinder beim Laufen nicht einholen. So entsteht im Hinblick auf die Förderung von Ausdauer eine paradoxe Situation: Gerade ausdauerschwache Kinder, die viel Bewegung brauchen, ziehen sich von Bewegungsspielen frustriert zurück und bewegen sich noch weniger!
Aus diesem Grund sind in diesem Kapitel viele Spiele aufgeführt, bei denen kein Kind ausscheiden muss und es keine VerliererInnen gibt. In erster Linie geht es darum, (ausdauerschwachen) Kindern den Spaß an Bewegung zu vermitteln und kleine Erfolge wieder zu geben.

Während Erwachsene Ausdauer oft durch eher monotone Bewegungsformen wie mehrere Runden laufen oder schwimmen trainieren, gibt es für Kinder eine Fülle von ausdauernden Bewegungen, die in ein Spiel verpackt sehr viel Spaß machen. Beobachten wir Kinder im freien Spiel, stellen wir schnell fest, dass Fangspiele nach wie vor besonders beliebt sind. Kinder merken, dass sie dadurch viel Bewegungsdrang in kurzer Zeit abbauen können. Deshalb bilden Fangspiele den Schwerpunkt dieses Kapitels – die Kinder lassen sich schnell darauf ein und sind begeistert über neue Ideen und Anregungen auch für ihr eigenes freies Spiel!
Gerade auch ausdauerschwache Kinder kommen im Rahmen der Gruppe zu ihrem Recht, da die Spielleitung individuell auf sie eingehen und sie fördern kann. Außerdem entscheiden die Kinder bei den meisten Spielen selbst, wann sie eine Pause brauchen und können das Spiel in einer weiteren Runde fortsetzen. Sie sind zwar danach erschöpft, aber auch glücklich, denn sie haben Erfolgserlebnisse und freuen sich selbst darüber, wie lange sie durchgehalten haben.

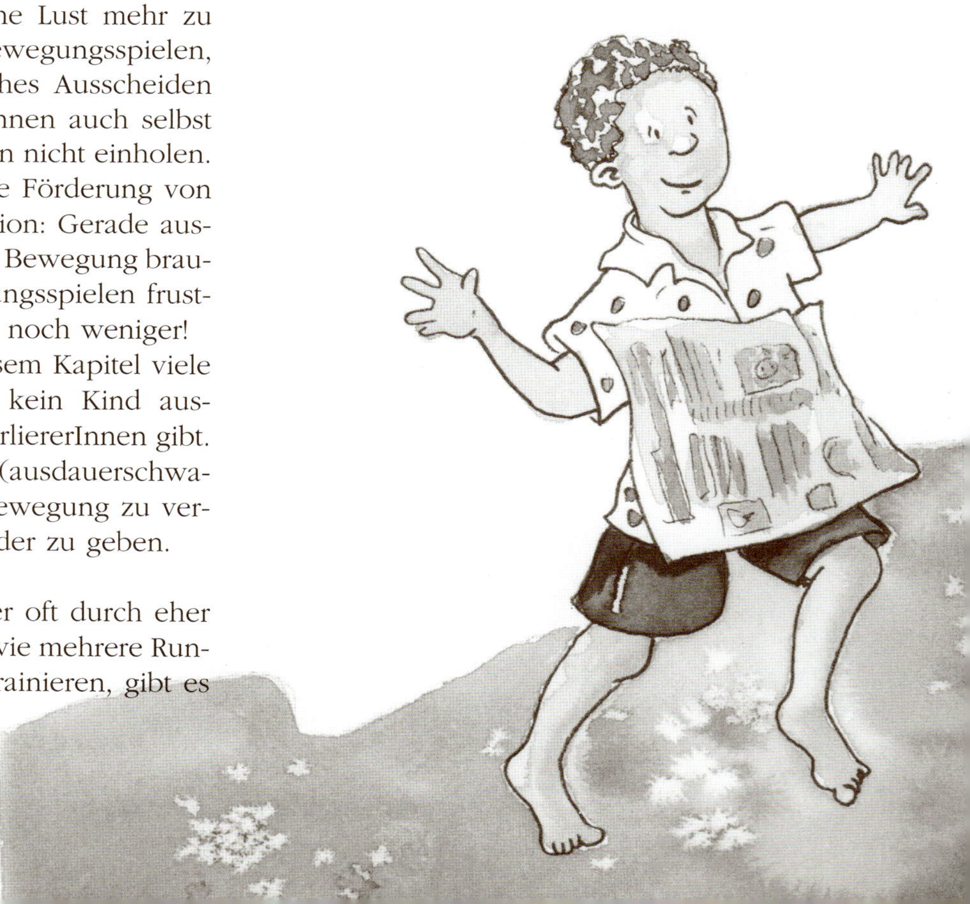

Zeitungslauf

Dieses Spiel eignet sich sehr gut für ausdauerschwache Kinder, denn sie können sich individuell Pausen nehmen.

Alter: ab 4 Jahren
Material: 1 Zeitungsblatt pro Kind

Die Spielleitung teilt jedem Kind ein Zeitungsblatt aus.
Die Kinder falten die Zeitung auf und halten sie zunächst mit ihren Händen vor den Bauch. Sie laufen los und lösen die Hände vom Blatt. Durch den Luftzug heftet sich das Blatt an den Körper. Alle Kinder laufen so lange sie können durch den Raum, ohne ihr Zeitungsblatt zu verlieren.
Wem beim Laufen die Puste ausgeht und das Blatt herunterfällt, macht eine kurze Pause, bevor er das Blatt an ein anderes Körperteil hält, z. B. an seine Hand oder seinen Arm. Wer schafft es auch beim Rückwärtslaufen die Zeitung an seinen Rücken oder sogar an seinen Po zu heften?

Variante für ältere Kinder

Die Kinder spielen in Paaren: Wird ein Kind beim Zeitungslauf müde, winkt es seinem Partner, der wartend bereitsteht. Dieser läuft neben ihm her, sodass die Zeitung im Laufen übergeben werden kann. Jetzt läuft das ausgeruhte Kind mit der Zeitung weiter und sein Partner kann sich erholen, bis wieder gewechselt wird.

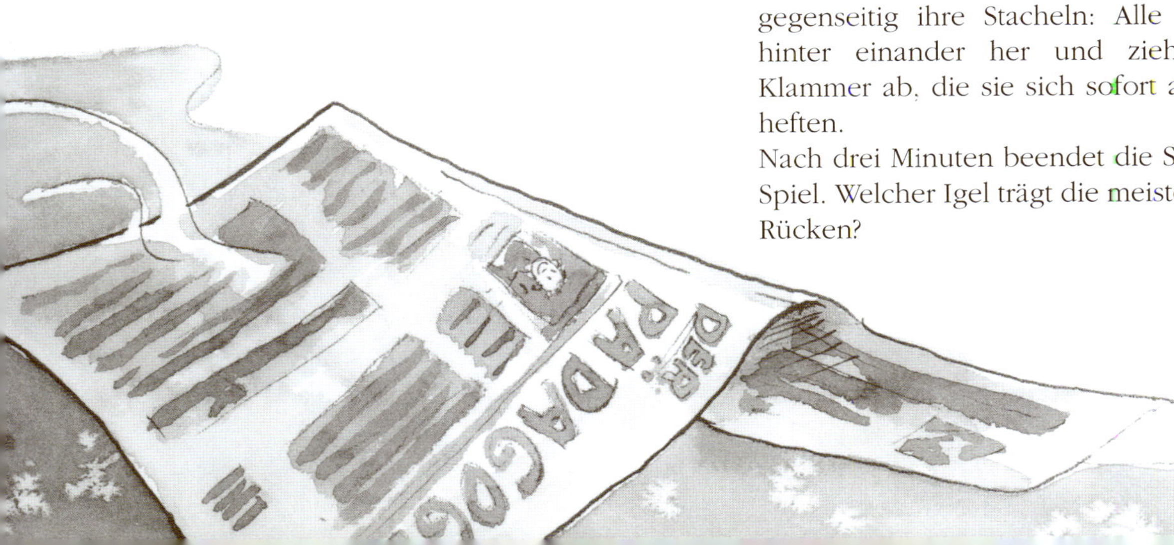

Fuchs und Igel

Zusätzlich zur Ausdauerschulung fördert dieses Spiel auch die Feinmotorik und Koordination, denn das Abziehen der Wäscheklammern ist für jüngere Kinder gar nicht so einfach.

Alter: ab 3 Jahren
Material: 3-10 bunte Wäscheklammern und 1 Seil pro Kinderpaar

Die Kinder finden sich zu Paaren zusammen.
Die Spielleitung teilt einem der Kinder je nach Alter drei bis zehn Wäscheklammern aus – je älter das Kind, desto mehr Klammern. Es steckt evtl. mithilfe seines Partners die Wäscheklammern als Igelstacheln am Rücken an sein T-Shirt. Sein Partner nimmt sich ein Seil, viertelt es und steckt es sich als Fuchsschwanz hinten in den Hosenbund.
Nun geht die Jagd los: Der Igel flüchtet vor dem Fuchs, der ihm seine Stacheln klauen will. Immer wenn der Fuchs eine Wäscheklammer abgezogen hat, steckt er sie an seinen Schwanz. Hat der Fuchs dem Igel alle Stacheln geklaut, läuft der Igel umgekehrt dem Fuchs hinterher, um seine Stacheln zurück zu holen und wieder an sein Oberteil zu klemmen.
Tragen zum Schluss alle Igel wieder ihre Stacheln auf dem Rücken?

Variante für ältere Kinder

Alle Kinder spielen Igel und erhalten die gleiche Anzahl an Klammern. Nun klauen sich die Igel gegenseitig ihre Stacheln: Alle Kinder laufen hinter einander her und ziehen sich eine Klammer ab, die sie sich sofort an den Rücken heften.
Nach drei Minuten beendet die Spielleitung das Spiel. Welcher Igel trägt die meisten Stacheln am Rücken?

Der Storch schnappt zu

Alter: ab 4 Jahren
Material: keins

Die Spielleitung bestimmt ein Kind, das den Storch spielt. Alle anderen Kinder sind Frösche und hüpfen entsprechend durch den Raum. Der Storch schreitet im Storchengang durch den Raum und hebt dazu die Beine, außerdem schlägt er seine gestreckten Arme vor sich als Schnabel auf und zu.
Der Storch hat schrecklichen Hunger und begibt sich auf Froschjagd. Mit seinem langen Schnabel fängt er einen Frosch nach dem anderen. Dazu umfasst das Storch-Kind ein Frosch-Kind mit seinen Armen. Hat der Storch einen Frosch gefangen, gibt es zwei Möglichkeiten:

- Der gefangene Frosch tauscht mit dem Storch seine Rolle und wird zum neuen Storch oder
- das Frosch-Kind wird in einen zweiten Storch verwandelt. Sind aus allen Fröschen Störche geworden, ist das Spiel zu Ende.

Wer fängt das Licht?

Bei diesem Spiel wird nicht nur die Ausdauer, sondern auch die Reaktionsschnelligkeit der Kinder angesprochen.

Alter: ab 5 Jahren
Material: 1 Taschenlampe
Ort: verkunkelbarer Innenraum

Die Spielleitung dunkelt den Raum so ab, dass der Lichtstrahl einer Taschenlampe zu erkennen ist und alle Kinder verteilen sich im Raum.
Mit der Taschenlampe leuchtet die Spielleitung auf dem Boden umher und lässt den Lichtstrahl zwischen den Kindern tanzen. Gelingt es einem Kind auf den Lichtstrahl zu treten und ihn damit einzufangen, darf es selbst mit der Lampe leuchten.
Nach einiger Zeit leuchten die Kinder nicht nur auf den Boden, sondern beziehen auch die Wände mit ein und fangen den Strahl dort mit den Händen.
Welches Kind erhascht den Lichtstrahl am häufigsten?

Hinweis: Manchmal ist es vielleicht nicht ganz eindeutig, wer den Lichtstrahl wann gefangen hat – in solchen Fällen fungiert die Spielleitung als SchiedsrichterIn. Sie kann durch ihre Entscheidungen besonders ausdauerschwachen Kindern zu motivierenden Erfolgserlebnissen verhelfen.

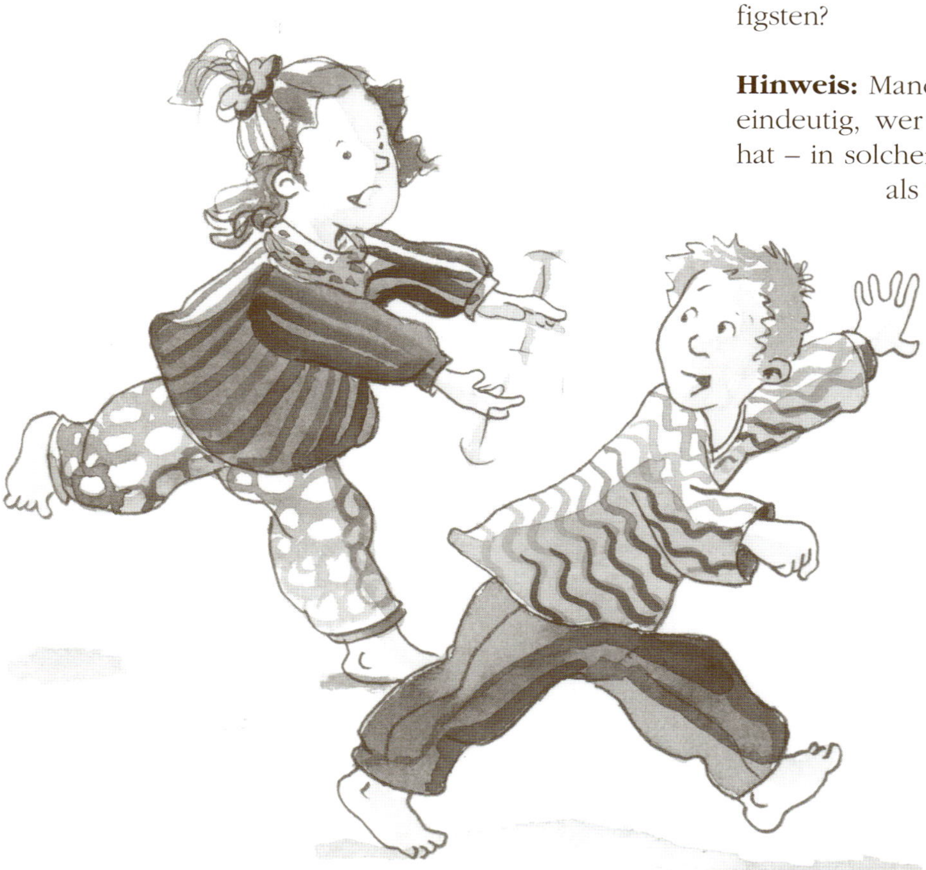

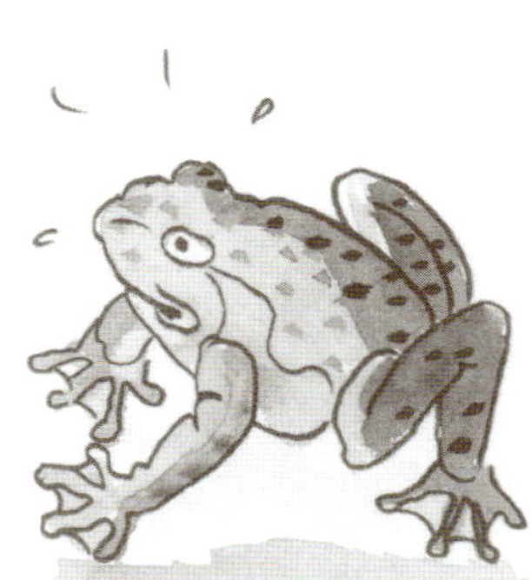

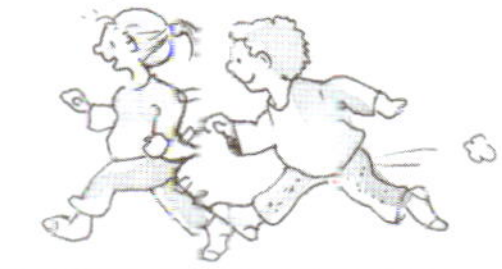

Fuchsjagd

Alter: ab 5 Jahren
Material: 3-5 Luftballons pro Kind, Kordel, Schere; evtl. etwas Sand
Ort: Wiese

Die Spielleitung bläst gemeinsam mit den Kindern zunächst drei bis fünf Luftballons auf und verknotet sie. Um den Knoten jedes Luftballons wird mit einem Ende ein Stück Kordel in der Länge von ca. 1,5 bis 2 m gebunden. Ein Kind spielt den Fuchs und befestigt das freie Ende der Kordeln als Fuchsschwanz an seiner Hose (Gürtelschlaufe o. Ä.), sodass die Ballons bis auf den Boden herabhängen.
Alle anderen Kinder jagen den Fuchs und laufen hinter ihm her, um alle Ballons zu zertreten. Das ist gar nicht so leicht, denn die Ballons rutschen schnell unter dem Fuß weg und so mancher findet sich plötzlich auf dem weichen Wiesenboden wieder!
Sind alle Luftballons zerplatzt, bestimmt die Spielleitung einen neuen Fuchs, bis jedes Kind einmal an der Reihe war.

Hinweis: Damit die Ballons vom Wind nicht ständig in die Luft gewirbelt werden kann die Spielleitung in jeden Luftballon ein wenig Sand füllen.

Wasserraupe

Diese Variante ist nur für draußen geeignet und lässt sich am besten auf dem Rasen spielen – eine herrliche Erfrischung für die Füße an warmen Tagen!

Fünf bis sieben Luftballons werden mit Wasser gefüllt, ein wenig aufgepustet und verknotet. An einem langen Stück Kordel werden sie zu einer „Wasserraupe“ aneinander gereiht. Die Kinder ziehen Schuhe und Strümpfe aus.
Ein Kind nimmt das Ende der Kordel in die Hand und läuft vor den anderen Kindern weg, wobei es die Raupe hinter sich über den Boden zieht. Alle anderen laufen hinterher, um die Wasserballons mit den Füßen zu zertreten
Das Kind, das den letzten Ballon zum Platzen gebracht hat, darf nun eine neue Wasserraupe ziehen!

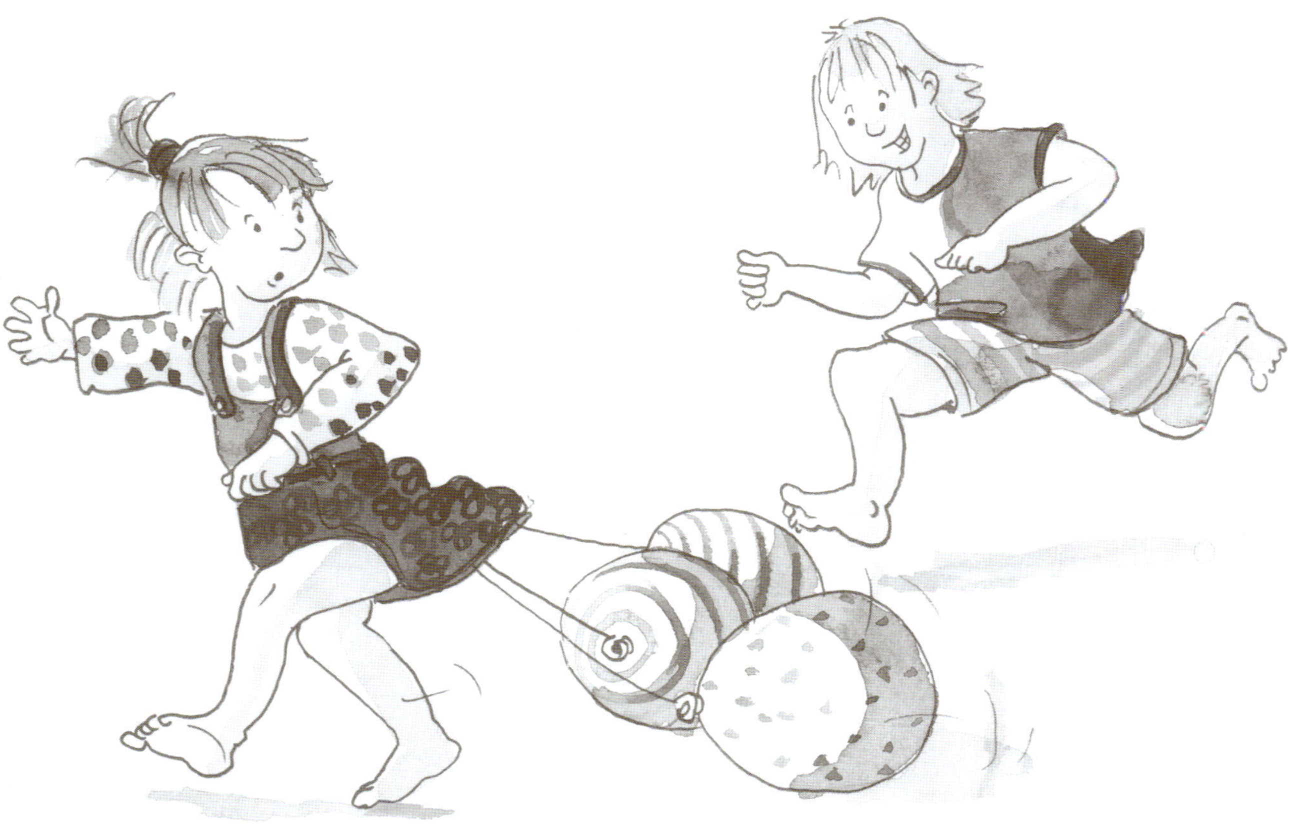

Verrückte Spaghetti

Dieses Spiel ist ein Dauerbrenner, denn die Kinder haben eine Menge Spaß dabei! Auch ausdauerschwache Kinder haben hier Erfolgserlebnisse, denn auch wenn sie außer Puste sind, können sie mit ein bisschen Geschicklichkeit verhindern, gefangen zu werden.

Alter: ab 4 Jahren
Material: 1 Gymnastikseil und 1 Gymnastikreifen pro Kinderpaar

Die Kinder finden sich paarweise zusammen. Ein Kind spielt die Spaghetti, das andere Kind ist der Koch oder die Köchin.
Die Spielleitung verteilt die Gymnastikreifen als „Kochtöpfe" auf dem Boden. Jedes Spaghetti-Kind begibt sich in einen der Töpfe und erhält ein Seil, dass es als „verlängerte Spaghetti" an einem Ende in der Hand hält. Der Koch stellt sich zu seinem Kochtopf, rührt pantomimisch mit einem Kochlöffel darin herum und das Spaghetti-Kind dreht sich dazu.
Auf ein Signal der Spielleitung fällt allen KöchInnen gleichzeitig der Löffel aus der Hand, und als sie sich bücken, um ihre Löffel aufzuheben, ergreifen die Spaghetti die Möglichkeit zur Flucht: Sie springen aus dem Topf und laufen davon. Die KöchInnen bemerken gleich ihre flüchtenden Nudeln und laufen hinterher, um sie wieder einzufangen. Dazu müssen sie mit einem Fuß auf das Ende ihrer Spaghetti treten, also auf das Seil. Gleitet dies dem Spaghetti-Kind dabei aus der Hand, hat der Koch es geschafft und die Kinder tauschen die Rollen.

Eilbrief

Alter: ab 3 Jahren
Material: 1 Aufkleber pro Kinderpaar

Die Kinder finden sich zu Paaren zusammen und die Spielleitung verteilt an jedes Paar einen Aufkleber als „Briefmarke".
Eines der Kinder spielt den „Eilbrief". Das andere Kind sucht sich eine Anschrift aus, an die es den Brief schicken will und „schreibt" sie mit dem Finger auf den Rücken des anderen Kindes.
Ist es mit dem Schreiben fertig, läuft der Eilbrief sofort los. Da fällt dem Kind ein, dass es vergessen hat die Briefmarke auf den Brief zu kleben! Es schnappt sich den Aufkleber und läuft hinter dem Eilbrief her, der sich aber kaum noch aufhalten lässt. Hat das Kind es trotzdem geschafft, den Aufkleber auf den Rücken des Eilbrief-Kindes zu kleben, tauschen die beiden Kinder ihre Rollen.

Variante für ältere Kinder

Die Briefmarke muss an einer bestimmten Stelle auf den „Eilbrief" geklebt werden, weil sonst die Marke nicht abgestempelt werden kann! Die Stelle bestimmt entweder die Spielleitung oder die Kinderpaare einigen sich selbst auf eine bestimmte Stelle am Körper: z. B. auf das Knie, den Bauchnabel, einen Ellbogen oder den Nacken...

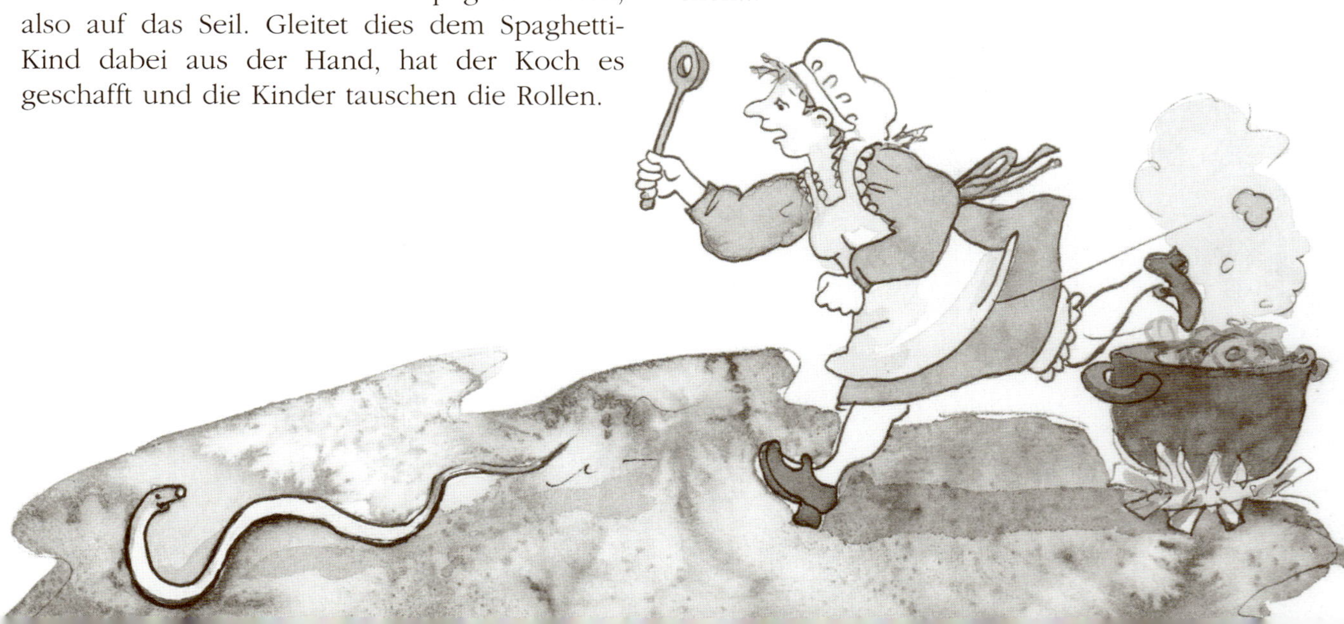

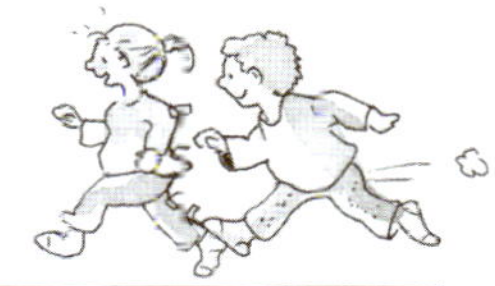

Freies Feld!

Alter: ab 4 Jahren
Material: 1 lange Schnur oder Wäscheleine, Zeitungen

Die Spielleitung spannt die Schnur in ca. 1 m Höhe zwischen zwei Wänden oder Bäumen, sodass zwei gleich große Spielfelder entstehen. Währenddessen zerknüllen die Kinder die Zeitungen zu kleinen Zeitungsbällen, bis jedes Kind drei Bälle hergestellt hat.
Die Kinder bilden zwei Teams und stellen sich mit ihren Zeitungsbällen auf die beiden Felder. Die beiden Teams haben die Aufgabe, ihr Feld von allen Zeitungsbällen zu befreien. Dazu werfen sie zunächst ihre eigenen Bälle über die gespannte Schnur in das gegnerische Feld und dann immer wieder alle Bälle, die zurückgeworfen werden.
Welches Team schafft es, dass für einen Augenblick in seinem Feld keine Bälle mehr liegen?

Wilder Ritt

Alter: ab 3 Jahren
Material: 1 Seil pro Paar, 4 Gymnastikreifen

Die Kinder finden sich paarweise zusammen und nehmen sich ein Seil. Die Spielleitung verteilt am Rand die vier Reifen als „Pferdetränken“. Ein Kind spielt das Pferd: Es legt sich das Seil in den Nacken und führt es unter seinen Armen hindurch. Das andere Kind spielt den Reiter. Er greift nach den beiden Seilenden und nimmt sie wie Zügel in die Hand.
Der Reiter bestimmt durch Ziehen an den Zügeln die Richtung, in die das Pferd laufen soll. Außerdem ruft er dem Pferd zu, ob es Trab, Galopp oder auch Schritt gehen soll.
Ist das Pferd genug gelaufen und wird müde, läuft es zu einer Tränke und ruht sich ein wenig aus. Danach tauschen die Kinder ihre Rollen.

Der einarmige Eierdieb

Dieses Spiel kann endlos gespielt werden, sodass die Ausdauer ganz besonders gefördert wird!

Alter: ab 4 Jahren
Material: 1 Kiste pro Eierdieb, Zeitungen, 1 Glöckchen

Die Spielleitung stellt je nach Anzahl der Eierdiebe die Kisten in einem Abstand von ca. 1 m nebeneinander auf.
Die Kinder zerknüllen die Zeitungen zu kleinen Bällen, die die Eier darstellen. Sie verteilen diese gleichmäßig in die Kisten. Die Spielleitung bestimmt je nach Gruppenstärke die Anzahl der einarmigen Eierdiebe (auf ca. 3 Kinder kommt 1 Eierdieb). Alle anderen Kinder spielen Bauern, die sich an den Rand legen und Mittagsschlaf halten.
Währenddessen schleichen sich die Eierdiebe zu den Kisten und werfen – als Einarmige mit nur einer Hand, die andere kommt auf den Rücken – alle Eier im hohen Bogen aus den Kisten. Haben die Eierdiebe ungefähr die Hälfte aller Eier quer durch den Raum verteilt, klingelt die Spielleitung mit dem Glöckchen und weckt damit die Bauern auf. Sie entdecken die Eierdiebe, laufen schnell zu den Kisten und räumen alle Eier wieder ein, während die Diebe weiterhin alle Eier hinauswerfen.
Werden es die Bauern für eine Sekunde schaffen, alle Eier wieder in die Kisten zu legen oder gelingt es den Eierdieben, für einen kurzen Moment die Kisten leer zu halten?

Hinweis: Wenn die Spielleitung merkt, dass die Dynamik langsam schwindet und die Kinder außer Puste sind, beendet sie das Spiel mit dem Glöckchen.

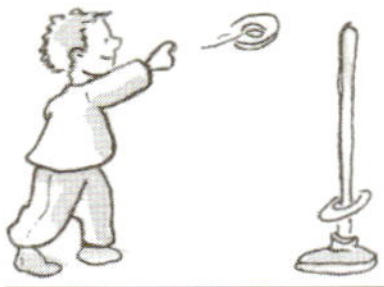

Koordination

Koordination bedeutet in erster Linie unterschiedliche Bewegungsabläufe zu regeln, die nacheinander oder zur selben Zeit ablaufen sollen. Zum Beispiel führen beide Hände gleichzeitig zwei unterschiedliche Bewegungen aus: Die eine Hand tippt auf den Kopf, die andere kreist auf dem Bauch.
Will ein Kind einen Luftballon mit dem Kopf spielen, muss es das Herabsinken des Ballons genau verfolgen, um im richtigen Moment die Knie zu beugen, hochzuspringen und den Ballon in die Luft zu köpfen. Daran ist sehr gut zu erkennen, dass viele Informationen gesammelt und verarbeitet werden müssen, damit im richtigen Moment die passende Bewegung ausgeführt werden kann. All diese Abläufe müssen koordiniert werden.

Koordinationsschwache Kinder leiden darunter, dass sie einzelne Bewegungen nicht zusammenhängend ausführen können, eine unzureichende Orientierung haben, Bewegungsimpulse nicht richtig aufnehmen und verarbeiten, langsam reagieren, sich in neuen Situationen nicht zurechtfinden und keinem Rhythmus folgen können.
Mit den Spielen dieses Kapitels werden die Fähigkeiten zur Koordination nachhaltig verbessert.

Slalom-Parcours

Alter: ab 5 Jahren
Material: 1 Luftschlange und 1 Luftballon pro Kind, 1 Wäscheleine
Anzahl: max. 8 Kinder

Die Spielleitung verteilt an jedes Kind eine Luftschlange und einen Luftballon und spannt weit oben im Raum oder zwischen zwei Bäumen die Wäscheleine. Jedes Kind entrollt seine Luftschlange und bläst seinen Luftballon auf, während die Spielleitung die Luftschlangen so über die Leine hängt, dass eine Slalomstrecke entsteht.
Die Kinder stellen sich mit ihrem Ballon an einer Seite des Parcours auf. Sie laufen hintereinander durch den Slalom-Parcours, wobei sie ihren Ballon durch Antippen mit einem Finger in der Luft halten, ohne damit eine Luftschlange zu berühren und natürlich ohne dass der Luftballon auf den Boden fällt.

Hinweis: Spielen mehr als acht Kinder mit, wird eine zweite Schnur gespannt, an der die Hälfte der Kinder parallel spielen kann. So verkürzt sich die Wartezeit und die Abstände zwischen den Luftschlangen werden nicht zu eng.

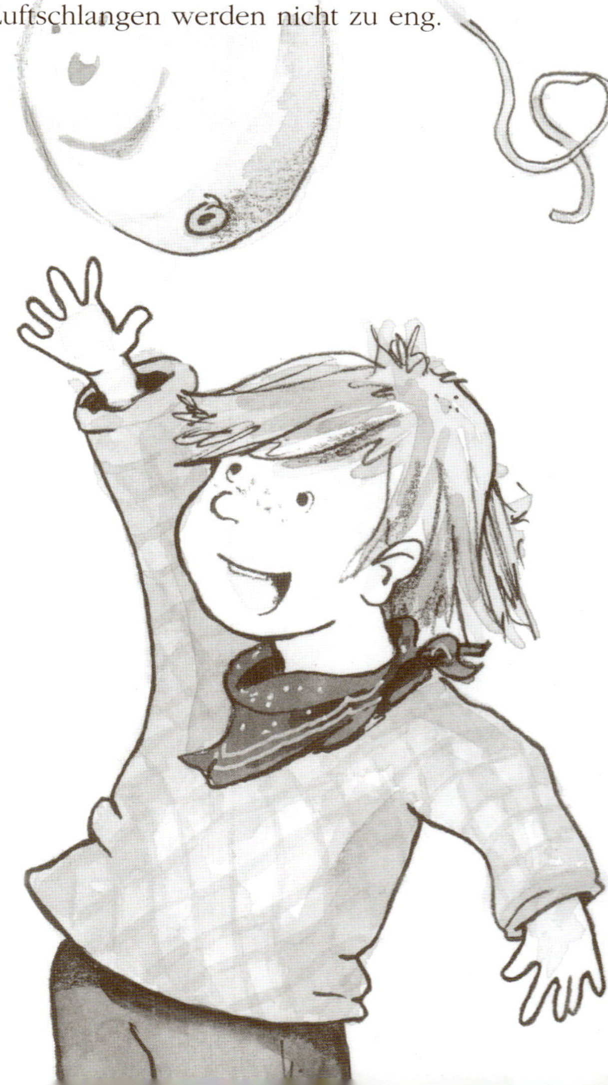

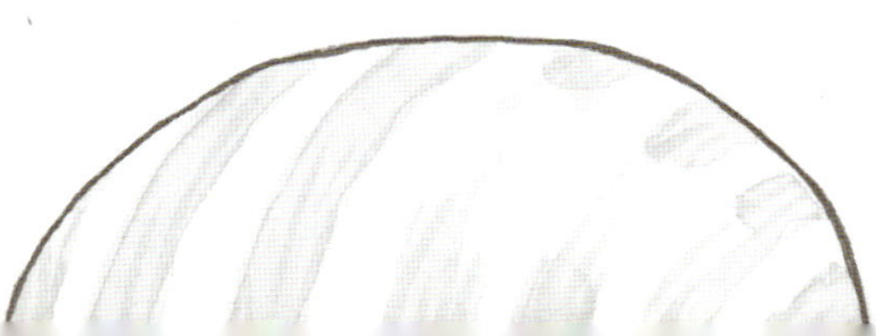

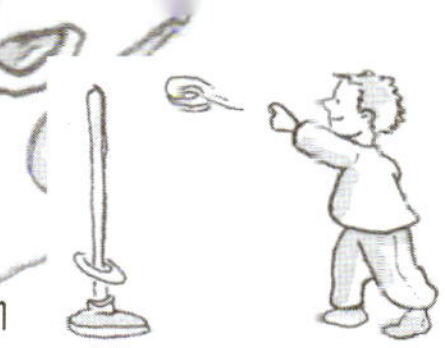

Sprungball

Dieses Spiel benötigt ein wenig Übung und sehr viel Absprache der Kinder untereinander.

Alter: ab 4 Jahren
Material: 1 leichter Ball (Tischtennis-, Tennis- oder Schaumstoffball) und 1 Baumwolltuch pro Kinderpaar

Die Kinder finden sich zu Paaren zusammen und nehmen sich einen Ball und ein Tuch.
Sie breiten das Tuch auf dem Boden aus und legen den Ball auf die Mitte. Jedes Kind nimmt zwei Ecken des Tuches in die Hände und sie heben es gemeinsam hoch. Ihre Aufgabe ist es, den Ball in die Luft springen zu lassen, indem sie ihr Tuch gleichzeitig schnell straff ziehen und damit das Tuch spannen, sodass der Ball in die Luft fliegt. Die Kinder fangen ihn mit dem Tuch wieder auf und werfen ihn erneut durch das Spannen des Tuches in die Luft.
Welchem Paar gelingt dies am häufigsten hintereinander, ohne dass der Ball auf den Boden fällt?

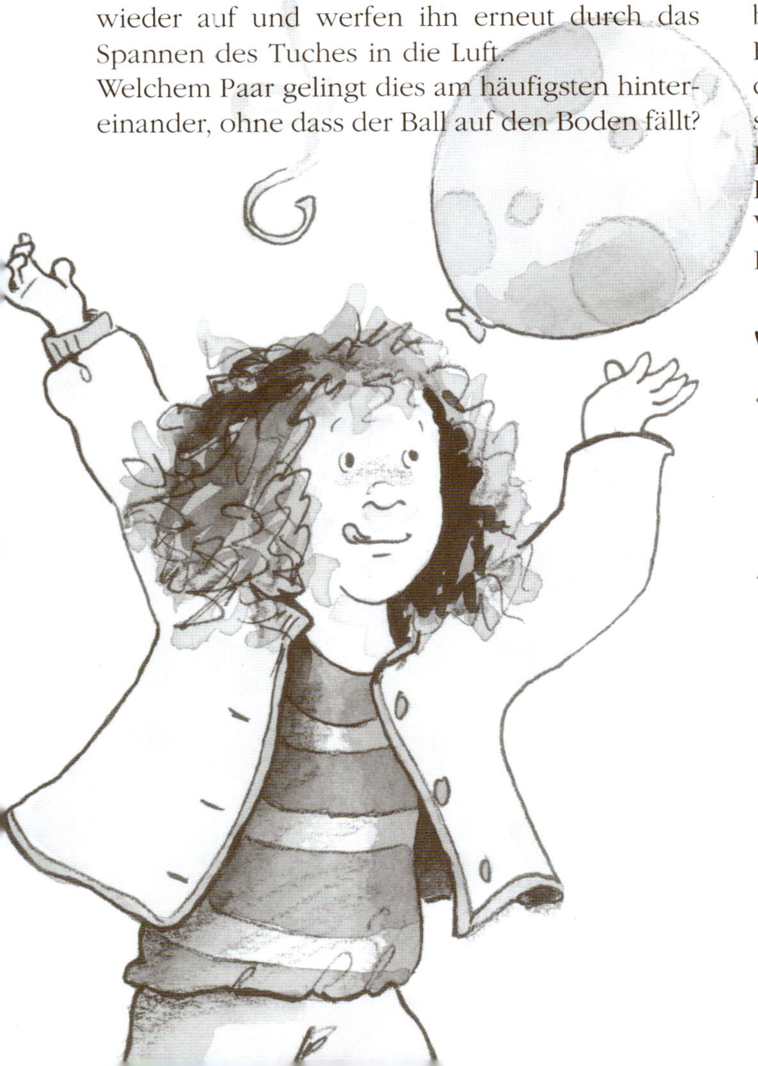

Alle Becher fliegen hoch!

Alter: ab 5 Jahren
Material: 1 Hut und 1 leere Haushaltsrolle und 1 Papp-Trinkbecher oder Joghurtbecher pro Kinderpaar; evtl. 1 langes Seil oder Wäscheleine, 1 Gymnastikreifen pro Kinderpaar

Die Kinder finden sich paarweise zusammen und die Spielleitung verteilt die Materialien an jedes Kinderpaar.
Jeweils eines der Kinder nimmt den Hut mit der Öffnung nach oben in die eine Hand und die Papprolle in die andere. Sein Partner nimmt den Pappbecher und stellt ihn auf die Papprolle. Das andere Kind pustet von unten in seine Papprolle hinein, sodass der Becher nach oben fliegt. Mit dem umgedrehten Hut fängt es den Pappbecher auf.
Hat es den Becher gefangen, tauschen die Kinder die Rollen. Fällt der Becher auf den Boden, stellt sein Partner den Becher wieder auf die Pappröhre und das Kind pustet ihn erneut in die Luft.
Wer schafft es am häufigsten hintereinander den Pappbecher mit dem Hut aufzufangen?

Varianten

- Die Spielleitung spannt ein langes Seil etwa in Schulterhöhe der Kinder quer durch den Raum oder zwischen zwei Bäumen. Die Kinder pusten den Pappbecher über das Seil, bevor sie ihn mit dem Hut auffangen.
- Die Kinder pusten ihren Becher vor dem Auffangen durch einen Reifen, den die Partnerkinder hochhalten.

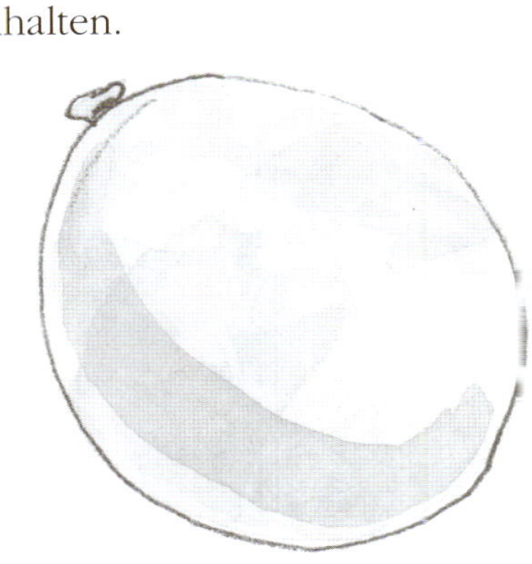

Hindernisgolf

Alter: ab 4 Jahren
Material: Klebeband oder Kreide, mehrere Kisten, Kartons, große Papprollen oder Abflussrohre und Stäbe, 1 leere Dose pro Parcours, 1 Tennisball und 1 Stock oder Gymnastikstab pro Kind
Ort: Raum mit glattem Boden

Vorbereitung:
Die Spielleitung baut gemeinsam mit den Kindern aus den Kisten, Kartons, Rohrstücken und Stäben mehrere gleiche Parcours auf, sodass die Materialien wie beim Minigolf als Hindernisse in einer Reihe hintereinander liegen. Auf ca. vier Kinder sollte ein Parcours kommen.
Mit dem Klebeband oder der Kreide wird eine Startlinie auf dem Boden markiert und als Ziel kleben die Kinder für jeden Parcours eine Dose mit der Öffnung nach vorn mit Klebeband fest, in die sie den Tennisball einlochen.
Alle Kinder erhalten einen Tennisball als Golfball und als Schläger einen Gymnastikstab oder Stock.

Spielablauf:
Die Kinder verteilen sich gleichmäßig in kleinen Gruppen auf die Parcours und stellen sich hintereinander auf.
Auf ein Startzeichen hin beginnt das jeweils erste Kind an der Startlinie seinen Tennisball mit dem Stock um die Hindernisse zu lenken, um den Ball am Ende in die Dose einzulochen. Sobald ein Ball eingelocht ist, startet das nächste Kind aus der Gruppe.
Welche Gruppe hat zuerst alle Bälle eingelocht?

Achtung: Die Spielleitung achtet darauf, dass wegen der scharfen Kanten für das Ziel keine Konservendosen verwendet werden, sondern z. B. eine Keksdose ohne Deckel.

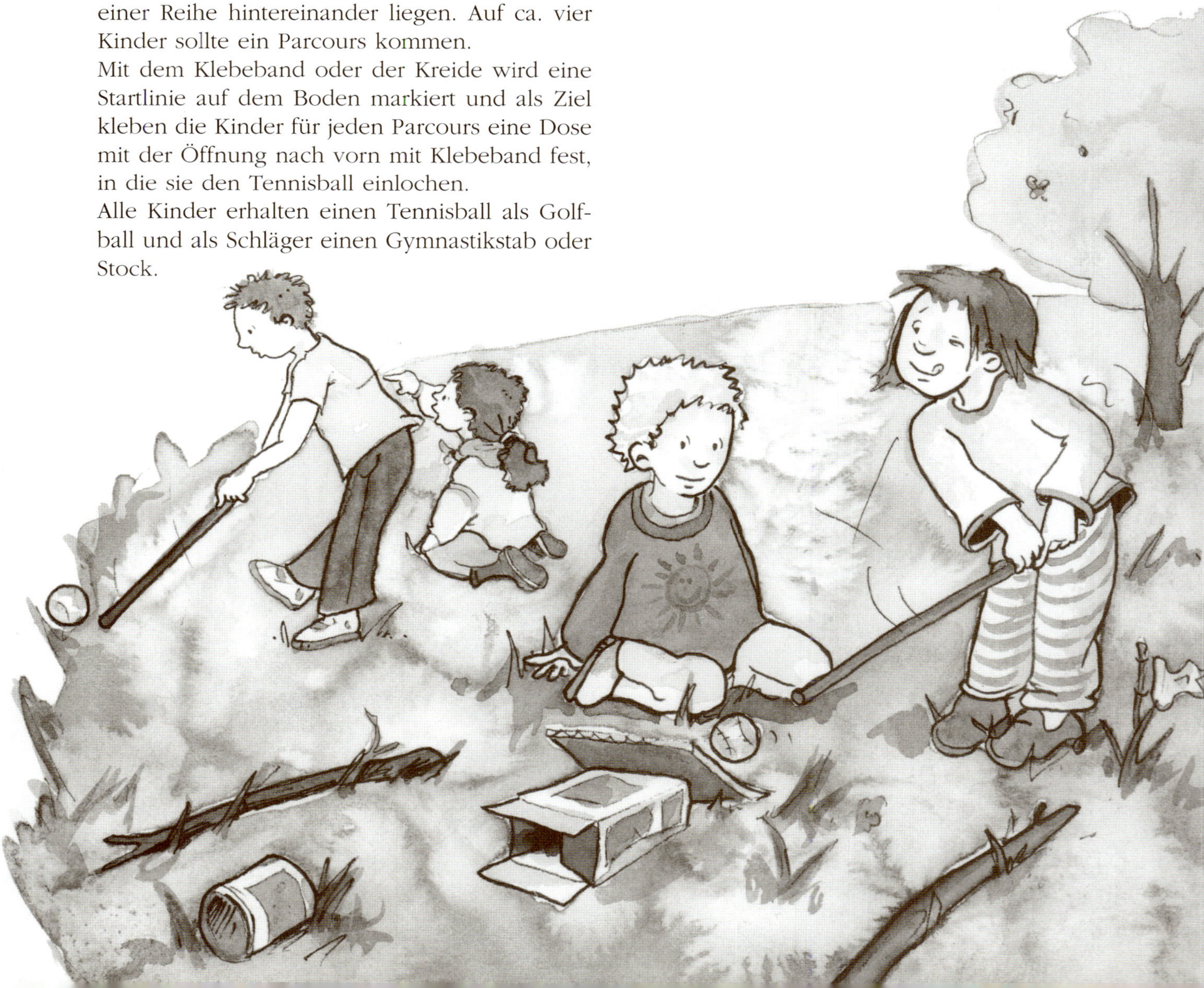

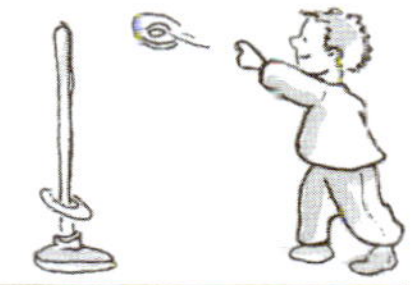

Pingpong

Nicht nur Koordination ist hier gefragt, sondern auch das Sozialverhalten und die Kommunikation werden gefördert, denn die Kinder müssen sich immer wieder auf ihr Gegenüber einstellen.

Alter: ab 5 Jahren
Material: 1 Pappteller pro Kind, 1 Tischtennisball pro Kinderpaar, 1 Schnur oder Wäscheleine

Die Kinder suchen sich einen Partner und erhalten zwei Pappteller und einen Tischtennisball. Die Spielleitung spannt die Schnur in Kopfhöhe der Kinder durch den Raum oder zwischen zwei Bäumen. Die Kinder stellen sich an der Schnur einander gegenüber auf und spielen sich den Ball mit ihren Papptellern über die Schnur so oft wie möglich zu.
Wer mag, zählt dabei, wie oft es hintereinander klappt, ohne dass der Ball auf den Boden fällt oder unterhalb der Schnur gespielt wird.

Formenübertragung

Dieses Spiel spricht neben der Koordination in besonderem Maße die Hautwahrnehmung an.

Alter: ab 5 Jahren
Material: 1 Filzstift und 1 Decke pro Kinderpaar, Malpapier

Die Kinder finden sich zu Paaren zusammen und die Spielleitung verteilt die Decken auf dem Boden. Sie legt einen Filzstift und ein paar Blätter Papier dazu.
Eines der beiden Kinder legt sich mit dem Bauch auf die Decke und zieht evtl. sein Oberteil aus, um die Finger seines Partners besser spüren zu können. Das andere Kind denkt sich eine einfache Form oder vielleicht einen Buchstaben oder eine Zahl aus und malt diese mit seinem Finger in Zeitlupe auf den Rücken seines Partners. Dieser überträgt die Form gleichzeitig mit dem Filzstift auf ein Blatt Papier.
Zum Schluss schaut er sich sein Bild an und sagt, was er gemalt hat. Stimmt die Form überein, tauschen die beiden ihre Rollen; wenn nicht, malen die Kinder die Form noch einmal.

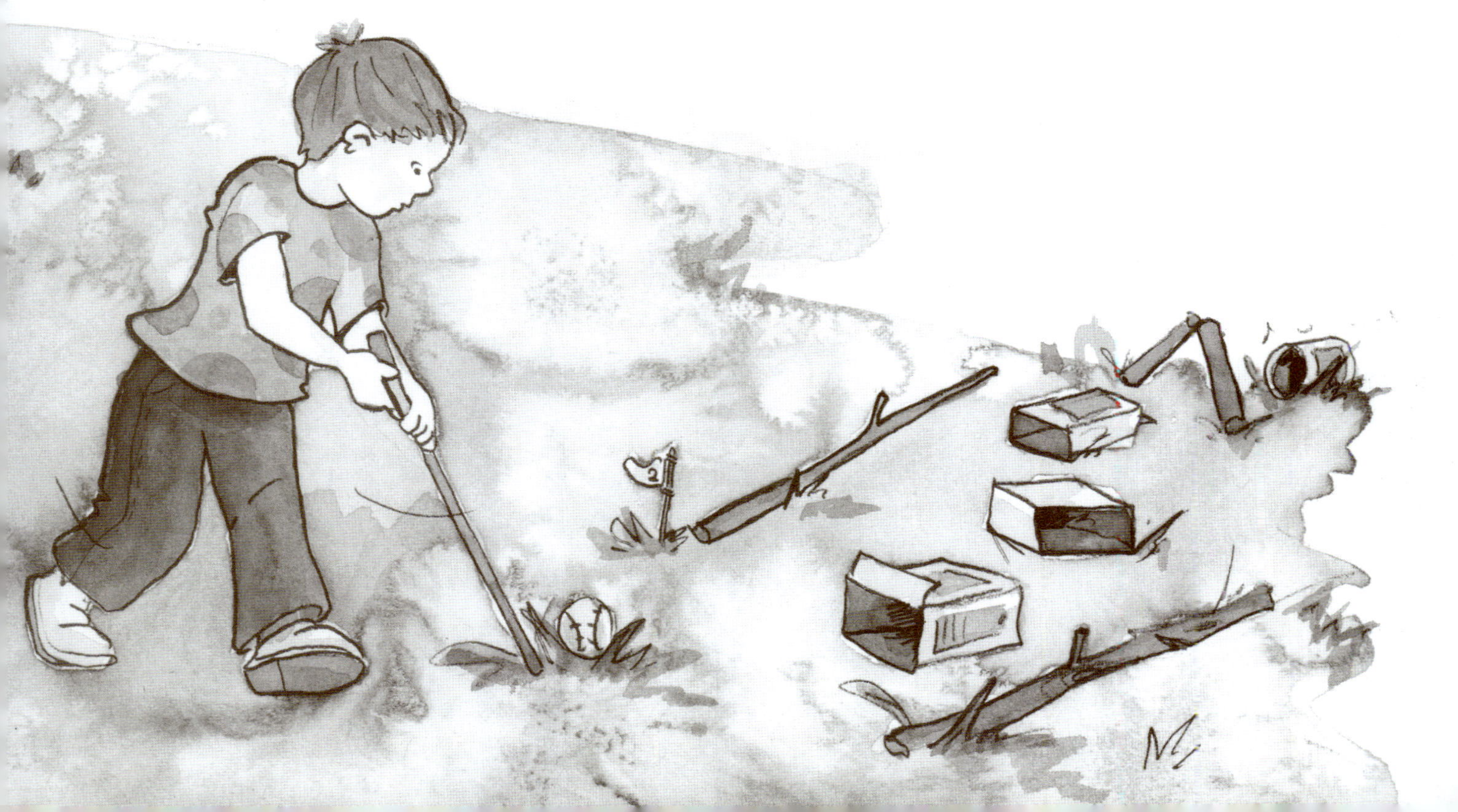

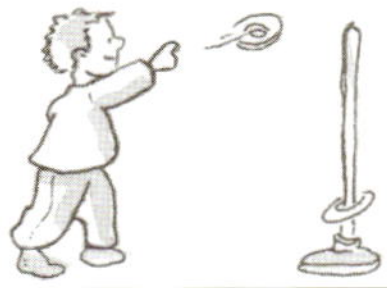

Ringe werfen

Alter: ab 4 Jahren
Material: 2 Stühle und 4 Pappteller für 4 Kinder, Klebeband oder Kreide, Schere; evtl. Notizzettel, Tesafilm, große Einmachgummis, Pappbögen, 1 Stab oder Zollstock pro Kinderpaar

Vorbereitung:
Die Spielleitung stellt jeweils zwei Stühle so aufeinander, dass die Sitzflächen aufeinander liegen und die vier Beine des oberen Stuhls nach oben zeigen.
Sie markiert in einem zunächst geringen Abstand von ca. 1 m mit dem Klebeband oder der Kreide eine Linie auf dem Boden.
Aus den Papptellern schneiden die Kinder große Kreise aus der Mitte heraus, sodass der Rand als Wurfring stehen bleibt.

Spielablauf:
Alle Kinder verteilen sich gleichmäßig auf die Stühle und stellen sich an der Markierung auf. Das jeweils erste Kind erhält vier Wurfringe und wirft sie ohne die Linie zu übertreten so, dass sie an den Stuhlbeinen hängen bleiben. Wenn es alle Ringe geworfen hat, zählt es mithilfe der Spielleitung nach, wie viele Ringe getroffen haben. Alle Ringe werden eingesammelt und das nächste Kind ist an der Reihe.
Wer hat am Ende die meisten Treffer gelandet?
Sind die Kinder schon recht treffsicher, vergrößert die Spielleitung den Abstand zwischen der Markierung und den Stühlen.

Varianten für ältere Kinder

- Die Spielleitung schreibt auf Notizzettel verschiedene Punktwerte und klebt sie mit Tesafilm an jedes Stuhlbein. Durch gezieltes Werfen auf bestimmte Stuhlbeine können die Kinder viele Punkte sammeln.
- Die Kinder werfen statt mit den Pappringen mit großen Gummiringen auf die Stuhlbeine. Dadurch erhöht sich der Schwierigkeitsgrad, weil die Ringe im Vergleich zu den Pappringen instabil sind.

Ringe fangen

Aus Karton schneiden die Kinder Wurfringe mit einem ca. 5 cm kleineren Durchmesser.
Jedes Kind wirft die Ringe einem Partner zu, der sie mit einem Stab aufspießt. Herunterfallende Ringe werden aufgehoben und erneut geworfen. Sind alle Ringe auf dem Stab gelandet, tauschen die Kinder die Rollen.
Der Abstand zwischen den beiden Kindern kann von Runde zu Runde gesteigert werden.

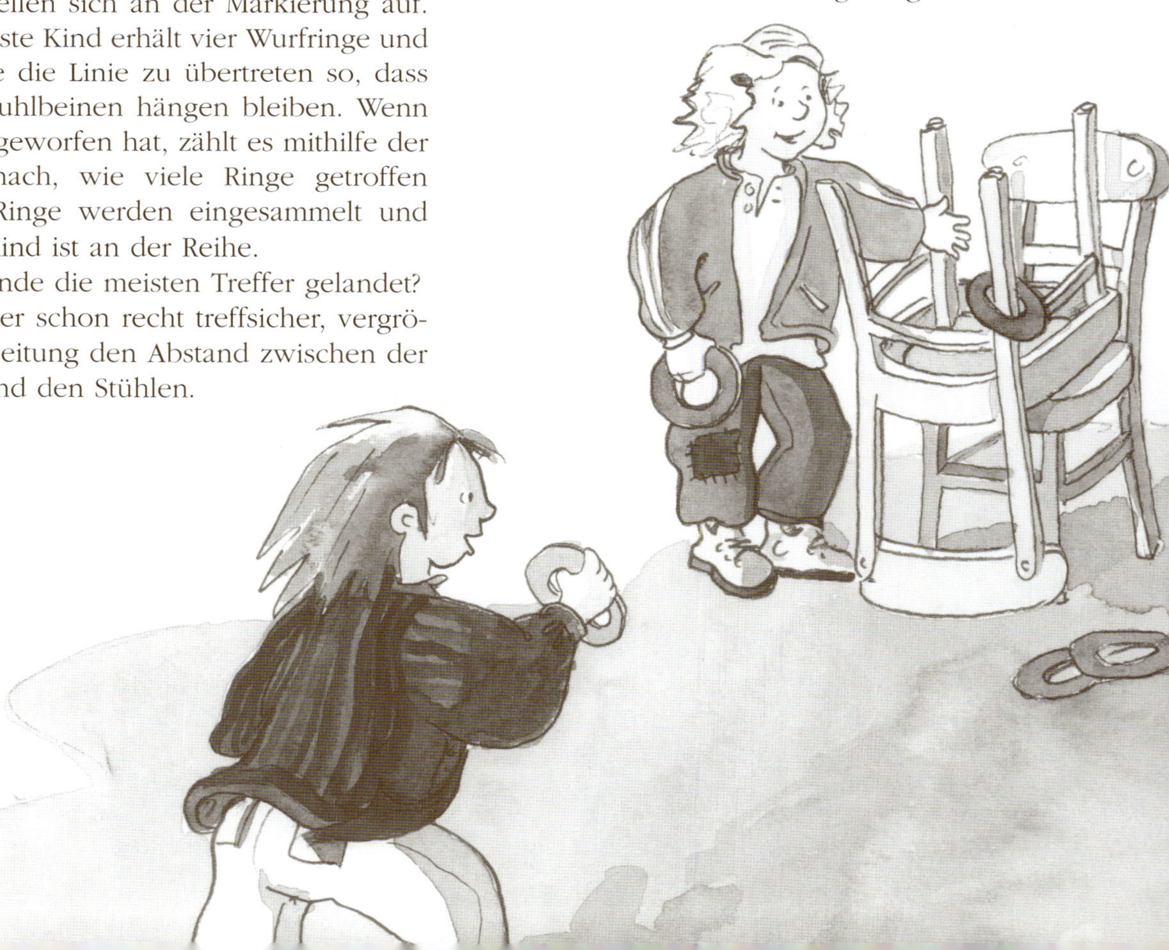

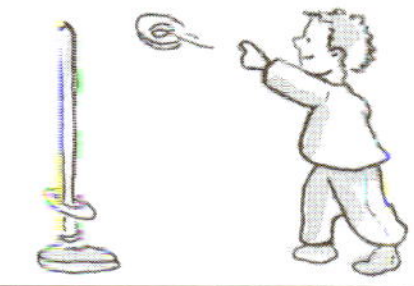

Schneeballweitwurf

Alter: ab 4 Jahren
Material: Schnee; evtl. 21 kleine Steine
Ort: Schneefläche

Die Spielleitung markiert eine Startlinie im Schnee und dahinter sechs Kreise, die unterschiedlich weit von der Startlinie entfernt liegen. Jedes Kind formt sechs feste Schneebälle und stellt sich damit an der Linie auf.
Alle Kinder nehmen ihre Schneebälle und werfen sie in die Kreise. Sind sie bei den näher liegenden Kreisen schon treffsicher, werfen sie die anderen Bälle in die weiter entfernten Kreise. Wer schafft es, jeden Ball in einem anderen Kreis zu platzieren?
Haben die Kinder alle Schneebälle geworfen, sehen sie gemeinsam mit der Spielleitung nach, bei welchen Kreisen die meisten Bälle getroffen haben – liegen auch in den weiter entfernten Kreisen einige Bälle?

Variante

Die Spielleitung legt mit kleinen Steinen neben jeden Kreis eine Punktzahl in Form der Augenzahlen beim Würfel. Die näher liegenden Kreise erhalten niedrigere Augenzahlen, die weiter entfernten höhere. Für jeden Schneeball, der zum Schluss in einem Kreis liegt, zählt die entsprechende Augenzahl. Wie viele Punkte schafft die Kindergruppe gemeinsam?

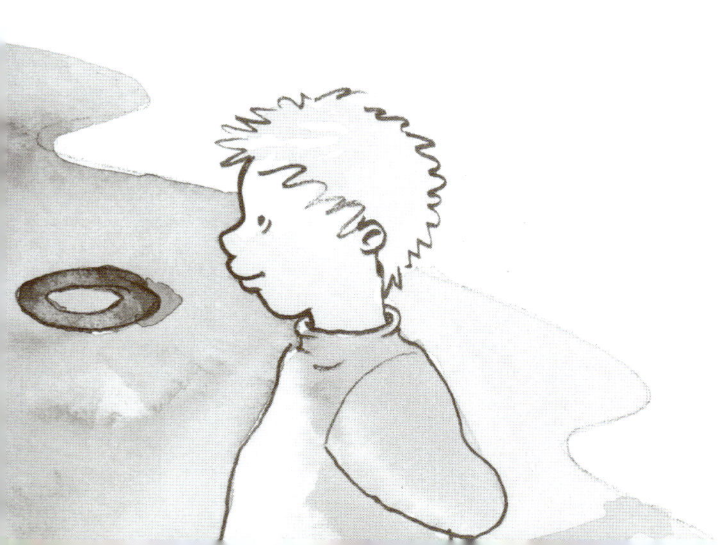

Seilkreisel

Dieses Koordinationsspiel unterstützt zusätzlich besonders die Aufmerksamkeit der Kinder.

Alter: ab 4 Jahren
Material: 1 langes Gymnastikseil (mind. 2 m); evtl. 1 Luftballon pro Kind
Ort: Glatter Bodenbelag (z. B. Asphalt oder Linoleum etc.); die Variante eignet sich nur für draußen an warmen Tagen

Die Spielleitung bestimmt ein Kind, das als erstes den Kreisel spielt und gibt ihm das Seil. Alle Kinder stellen sich in einem Kreis um das Kreisel-Kind herum im Radius des Seiles auf.
Der Kreisel hält das eine Ende des Seils in der Hand und dreht sich um die eigene Achse. Dabei schwingt er das Seil im Kreis ungefähr auf Knöchelhöhe der Kinder herum. Kein Kind darf sich von dem Seil berühren lassen, deshalb springen alle der Reihe nach hoch, wenn es auf ihre Füße zukommt.
Bleibt das Seil an einem Kind hängen oder wird von diesem berührt, tauscht es mit dem Kreisel die Rollen.

Hinweis: Je länger das Seil ist, desto einfacher ist das Springen für die Kinder, denn durch den größeren Radius müssen die Kinder nicht so schnell hintereinander springen.

Variante für ältere Kinder

Die Spielleitung füllt einige Luftballons mit Wasser, bläst sie ein wenig auf und verknotet sie. Einen der Ballons befestigt sie am Ende des Seils.
Alle Kinder spielen barfuß und springen diesmal nicht über das Seilende mit dem Ballon hinweg, sondern mit beiden Füßen genau auf den Ballon, um ihn zum Platzen zu bringen. Ist es einem Kind gelungen, befestigt die Spielleitung einen neuen Luftballon.

Kleine Balancier-künstlerInnen

Wenn die Kinder beim Balancieren die Hände abwechseln, fördert das Spiel auch die Seitigkeitsentwicklung.

Alter: ab 4 Jahren
Material: 1 Kochlöffel pro Kind

Alle Kinder spielen kleine ArtistInnen in einer Zirkusschule. Heute steht Kochlöffelbalancieren auf dem Stundenplan!
Alle Kinder nehmen sich einen Kochlöffel, strecken eine Hand nach vorne und setzen den Löffel mit dem Stab-Ende auf ihre Hand. Auf ein Zeichen der Spielleitung lassen sie gleichzeitig vorsichtig ihren Löffel mit der anderen Hand los und halten die Balance. Dabei schauen die Kinder auf das obere Ende des Kochlöffels und nicht auf ihre Hand! So fällt es ihnen leichter, kleine Schwankungen des Löffels auszugleichen.
Wer seinen Löffel fällen lässt, hebt ihn nicht auf, sondern wartet, bis nur noch ein balancierendes Kind übrig bleibt: der Balancierkünstler!
Alle Kinder beginnen danach erneut gemeinsam mit dem Spiel, diesmal allerdings mit der anderen Hand. Wer wird in der nächsten Runde BalancierkünstlerIn?

Schattenbewegung

Dieses Spiel verknüpft Koordination mit Wahrnehmung und Konzentration. Erst durch die konzentrierte visuelle Wahrnehmung des Gegenübers können die Kinder seine Bewegungen nachahmen und müssen sie gleichzeitig selbst koordinieren.

Alter: ab 4 Jahren
Material: keins

Die Kinder finden sich paarweise zusammen.
Ein Kind macht verschiedene Bewegungen vor wie z. B. gehen, hinsetzen und wieder aufstehen, über gedachte Hindernisse steigen oder im Pferdchengalopp springen. Sein Partner ahmt als sein Schatten alle Bewegungen parallel nach. Zunächst bewegt sich das vormachende Kind ganz langsam, steigert aber allmählich sein Tempo.
Nach einer gewissen Zeit gibt die Spielleitung das Signal zum Rollentausch.

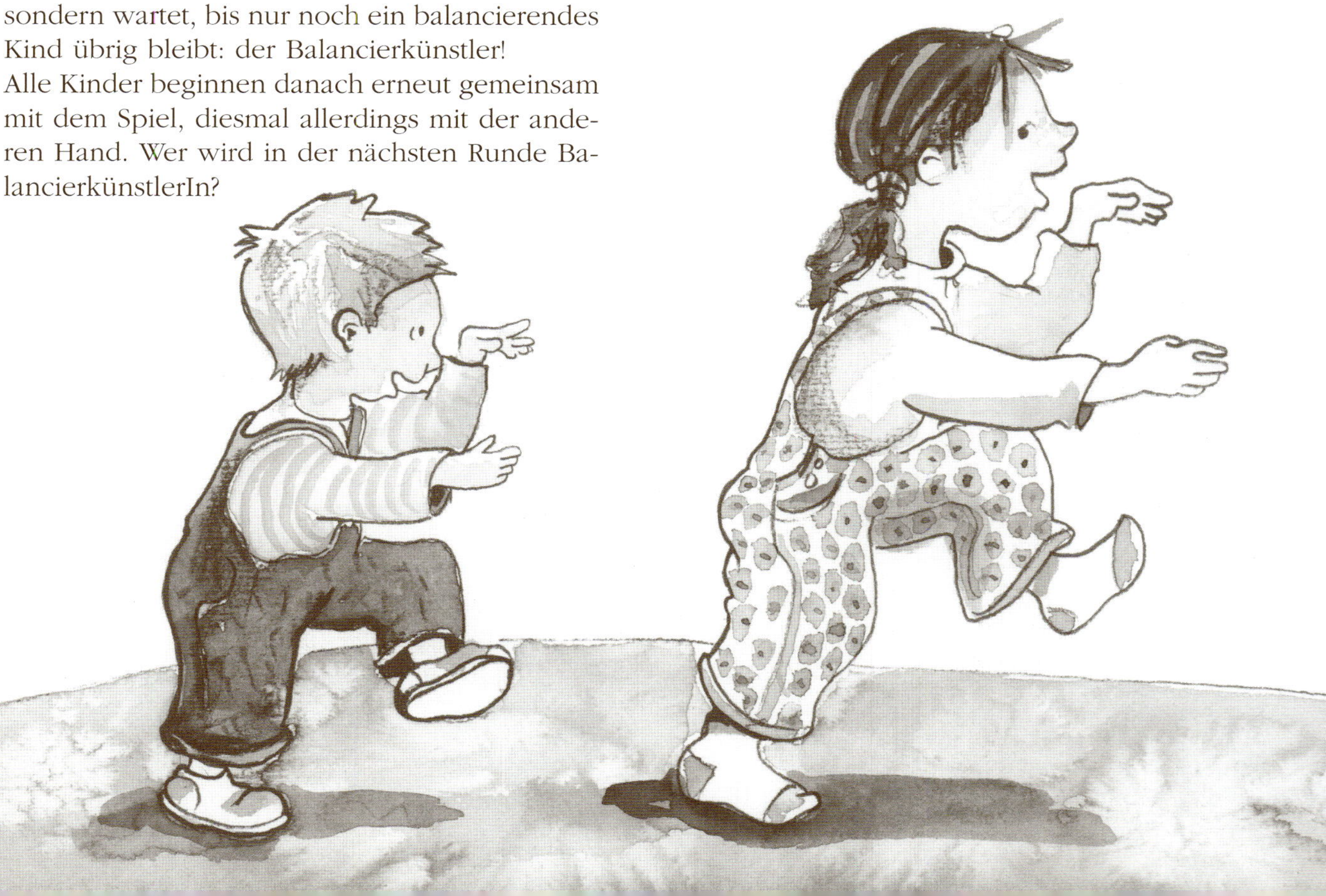

Geschicklichkeit

Geschicklichkeit ist eine besondere Form der Koordinationsfähigkeit, doch sie scheint eine besonders große Rolle zu spielen für die Entwicklung des Selbstbewusstseins von Kindern. Ein ungeschicktes Kind wird belächelt, nicht ernst genommen oder gar ausgelacht. Damit aber nicht genug: Oft gehen Betreuungspersonen dazu über, diesen Kindern gerade die Aufgaben, an denen sie ihre Geschicklichkeit üben könnten, abzunehmen, weil es sonst doch „mal wieder daneben geht". Damit beginnt der Teufelskreis für die Kinder, denn so werden sie ihre Geschicklichkeit nie trainieren können.
Aus diesem Grund sollte die Geschicklichkeit in besonderem Maße durch spielerische Übungen geschult werden.

Kastanien-Weitwurf

Alter: ab 3 Jahren
Material: Klebeband oder Kreide, 1 Eierschachtel und 10 Kastanien pro Kind

Die Spielleitung markiert mit der Kreide oder dem Klebeband eine Linie auf dem Boden und teilt an jedes Kind eine Eierschachtel und zehn Kastanien aus.
Alle Kinder stellen ihre Schachteln geöffnet in einer Entfernung von ca. 1,5 m von der Markierung auf. Sie gehen mit ihren Kastanien hinter die Markierung und werfen eine Kastanie nach der anderen in ihre Eierschachtel. Fällt eine Kastanie daneben, heben sie sie auf und werfen so lange, bis alle Kastanien in der Eierschachtel gelandet sind.
Nach jeder Runde stellen die Kinder ihre Eierschachteln ein Stück weiter entfernt von der Markierung auf. Wer schafft den weitesten Kastanien-Wurf?

Elefanten auf Erdnussjagd

Dieses Spiel stellt eine schöne Verbindung von Geschicklichkeit und Ausdauer dar. Auch etwas ungeschicktere Kinder haben Spaß an diesem Spiel, denn sie können sich dabei intensiv bewegen.

Alter: ab 4 Jahren
Material: viele Wäscheklammern in verschiedenen Farben

Die Kinder finden sich zu Kleingruppen von vier bis sechs Kindern zusammen. Ein Kind aus der Gruppe spielt den Elefantenwärter, die anderen sind die Elefanten.
Die Spielleitung teilt jeder Kleingruppe so viele Wäscheklammern aus, dass auf jeden Elefanten fünf Klammern kommen. Jede Gruppe erhält ihre Klammern in einer anderen Farbe, damit die Kinder sich besser merken können, wer ihr Wärter ist.
Die Elefanten-Kinder stecken alle Klammern als „Erdnüsse" hinten an das T-Shirt des Wärter-Kindes. Sie greifen mit einer Hand an die eigene Nase und stecken ihren anderen Arm durch die Lücke hindurch, sodass ein Rüssel entsteht.
Der Wärter macht sich mit den Erdnüssen aus dem Staub – die Elefanten hinterdrein, denn sie wollen ihm mit ihrem Rüssel die Erdnüsse klauen. Hat ein Elefant eine Nuss ergattert, isst er sie sofort auf. Dazu klemmt das Kind die Wäscheklammer in Bauchgegend an sein Oberteil.
Haben es die Elefanten geschafft, dem Wärter alle Nüsse zu klauen, wird ein anderes Kind aus der Kleingruppe bestimmt, das als nächstes die Rolle des Wärters übernimmt. Das Spiel ist zu Ende, wenn alle Kinder einmal den Wärter gespielt haben.

Seifenblasentanz

Alter: ab 3 Jahren
Material: Puste-Fix; evtl. 1 Joghurtbecher pro Kind, Badekleidung
Ort: im Freien

Die Spielleitung bläst mit dem Puste-Fix viele unterschiedlich große Seifenblasen in die Luft. Die Kinder fangen diese auf ganz verschiedene Arten auf:

- Sie lassen die Blasen abwechselnd auf der rechten oder auf der linken Hand landen.
- Sie zerstechen sie mit den Zeigefingern.
- Sie fangen die Blasen mit Füßen, Knien, Fersen, Ellbogen und weiteren Körperteilen auf.
- Sie hindern die Seifenblasen am Herunterfallen, indem sie von unten dagegen pusten, bis sie von selbst zerplatzen.
- Die Kinder nehmen einen Joghurtbecher und lassen vorsichtig eine Blase darauf landen.

Hinweis: Im Innenraum besteht bei glattem Boden Rutschgefahr, deshalb empfiehlt es sich im Freien zu spielen. Da das Puste-Fix außerdem sehr klebrig ist, sollten die Kinder bei entsprechenden Temperaturen Badekleidung anziehen.

Turmfall

Alter: ab 3 Jahren
Material: Papprollen, Bierdeckel, Joghurtbecher, Zeitungen, 1 Tisch pro Kinderpaar, Klebeband oder Kreide; evtl. 6 Blechdosen oder stabile Papprollen und 5 Tennisbälle pro Kindergruppe
Ort: Innenraum

Die Kinder finden sich paarweise zusammen und nehmen sich einige Papprollen, Bierdeckel, Joghurtbecher und Zeitungsblätter. Die Spielleitung stellt für jedes Paar einen Tisch bereit und markiert mit der Kreide oder dem Klebeband ca. 1,5 bis 2 m von jedem Tisch entfernt eine Linie auf dem Boden.
Mit den Papprollen, Bierdeckeln und Joghurtbechern bauen die Kinder auf ihrem Tisch einen Turm. Aus den Zeitungen knüllen sie zusätzlich einige Wurfbälle.
Zunächst stellt sich ein Kind an der Markierung auf und wirft mit so wenig Bällen wie möglichen den Turm restlos um. Haben die Kinder den Turm gemeinsam wieder aufgebaut, ist das andere Kind mit Werfen an der Reihe. Die Kinder wiederholen das Spiel, so oft sie mögen.
Wie schnell gelingt es jedem Kind, den Turm umzuwerfen?

Dosen kegeln

Die Kinder finden sich zu Kleingruppen mit vier bis sechs Kindern zusammen und türmen die Dosen vor einer Wand auf. Von einer markierten Linie aus rollen die Kinder einen Tennisball nach dem anderen auf den Turm zu, bis alle Dosen umgefallen sind. Die Kinder wechseln sich mit dem Rollen und Wiederaufbauen ab, bis jedes Kind einmal gekegelt hat.
Achtung: Bitte keine Metalldosen mit scharfen Rändern verwenden, sondern am besten Keksdosen mit einem abnehmbaren Deckel oder alternativ stabile Pappröhren z. B. von Chipsrollen.

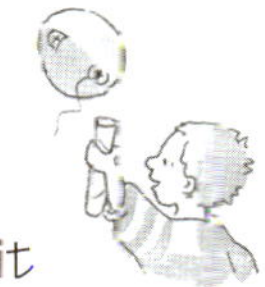

Boccia

Bei diesem Spiel können Kinder sich mit Gleichaltrigen vergleichen, ohne dass es GewinnerInnen oder VerliererInnen gibt. Außerdem haben die Kinder die Möglichkeit, sich ganz individuell zu steigern und haben immer ein Erfolgserlebnis, auch wenn der Abstand zur Ziellinie noch so gering ist. Die Hauptsache: Das Kind trifft und der Ballon klingelt. Diese Bestätigung ist für das Selbstbewusstsein der Kinder sehr wichtig.

Alter: ab 4 Jahren
Material: mind. 1 Luftballon auf zwei Kinder, 1 Glöckchen pro Luftballon, Klebeband, 1 Tennisball pro Kind
Ort: Innenraum mit glattem Boden

Die Kinder stecken in jeden Luftballon ein Glöckchen, pusten die Ballons auf und verknoten sie mithilfe der Spielleitung.
Die Spielleitung markiert mit dem Klebeband eine Linie auf dem Boden. Gemeinsam mit der Spielleitung kleben die Kinder die Ballons in unterschiedlichen Abständen zur Wurflinie mit dem Knoten auf den Boden, sodass die Ballons zwar noch beweglich sind, aber nicht wegrollen können.
Alle Kinder nehmen sich einen Tennisball und verteilen sich hinter der Markierung. Sie rollen den Ball auf einen der Ballons zu, sodass dieser klingelt. Hat ein Kind einen Ballon getroffen, sucht es sich einen anderen Luftballon aus, auf den es den Ball rollt.
Treffen die Kinder auch die weiter entfernten Ballons?

Puste-Champion

Alter: ab 5 Jahren
Material: 1 rechteckiger Tisch und 1 Tischtennisball pro Kinderpaar, 2 Schals pro Tisch

Die Spielleitung verteilt die Tische im Raum und legt jeweils die beiden Schals auf die langen Tischkanten: Sie dienen als Bande, sodass der Tischtennisball nicht zur Seite wegrollen kann.
Die Kinder finden sich zu Paaren zusammen und knien sich jeweils an einer kurzen Tischseite gegenüber hin. Sie legen den Tischtennisball in die Mitte des Tisches und strecken ihre Arme unter den Tisch, sodass sie den Ball nicht mehr berühren können
Durch starkes Pusten befördern sie den Ball in die gegnerische Tischhälfte, um ein Tor zu schießen. Fällt der Ball bei einem Kind an der kurzen Seite vom Tisch, hat es ein Tor kassiert. Der Ball kommt wieder in die Mitte des Tisches und die Kinder pusten weiter. Wer wird Puste-Champion?

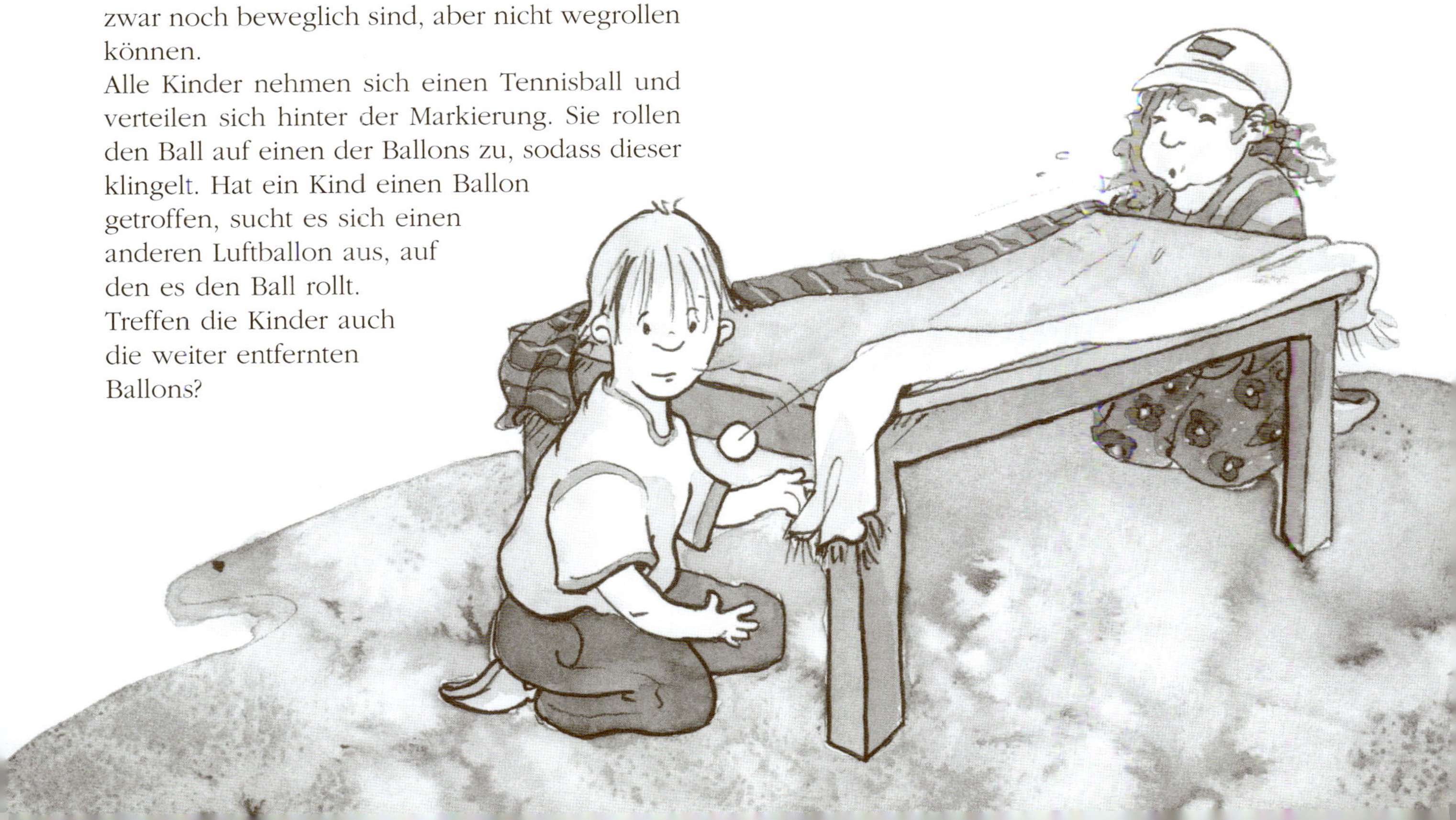

Froschspringen

Alter: ab 5 Jahren
Material: 3 Knöpfe pro Kind, Kreide oder Klebeband

Die Spielleitung teilt jedem Kind drei Knöpfe aus und markiert mit der Kreide oder dem Klebeband eine Start- und eine Ziellinie auf dem Boden.
Die Kinder legen jeweils zwei ihrer Knöpfe an die Startlinie und behalten einen in der Hand. Mit diesem lassen sie die Knöpfe übereinander springen, indem sie den Knopf auf den Rand des am Boden liegenden Knopfes drücken. Dieser springt in die Luft und hüpft über den zweiten Knopf am Boden hinweg.
Auf ein Startzeichen lassen die Kinder ihre Frösche um die Wette springen. Welcher Frosch hüpft als erster über die Ziellinie?

Hinweis: Jedes Kind sollte zwei gleiche Knöpfe erhalten, die gut von den anderen Knöpfen zu unterscheiden sind, denn die Frösche hüpfen so wild durcheinander, dass die Kinder sonst ihre Frösche nicht mehr erkennen.

Kullerfußball

Alter: ab 4 Jahren
Material: 1 Luftballon pro Kind
Ort: Wiese

Vorbereitung:
Die Spielleitung bereitet für jedes Kinderpaar einen „Kullerfußball" vor. Dazu steckt sie einen Luftballon durch die Öffnung eines zweiten Ballons, sodass die Öffnung des inneren Luftballons aus der Öffnung des äußeren herausschaut. Die Spielleitung füllt am Wasserhahn etwas Wasser in den inneren Ballon und verknotet diesen. Den äußeren Ballon pustet sie auf, bevor sie ihn verknotet – fertig ist der Kullerfußball!

Spielablauf:
Die Kinder finden sich paarweise zusammen und nehmen sich einen der Kullerfußbälle.
Ein Kind stellt sich mit gegrätschten Beinen auf. Sein Partner schießt den Ball durch dessen Beine und stellt sich dazu zunächst in einem geringen Abstand vor ihm auf. Das sieht einfach aus, ist aber gar nicht so leicht, denn das Wasser innerhalb des Ballons baut seine eigenen Schwingungen auf und der Ball ist deshalb schwierig zu spielen. Nach kurzer Zeit haben sich die Kinder darauf eingestellt. Hat ein Kind getroffen, tauschen die Kinder ihre Rollen.
Nach jedem Wechsel wird der Abstand zwischen den Kindern vergrößert. Aus welcher Entfernung treffen die Kinder mit dem wackligen Kullerfußball noch durch die Beine?

Hinweis: Keine Angst vor nassen Füßen! Selbst wenn ein Luftballon platzen sollte, ist dieser durch den zweiten Ballon geschützt!

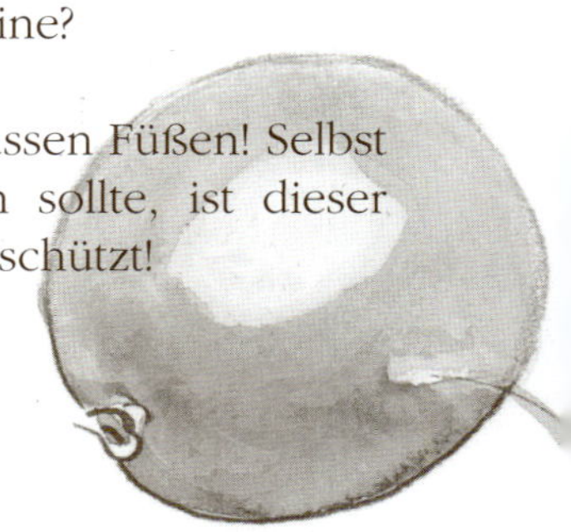

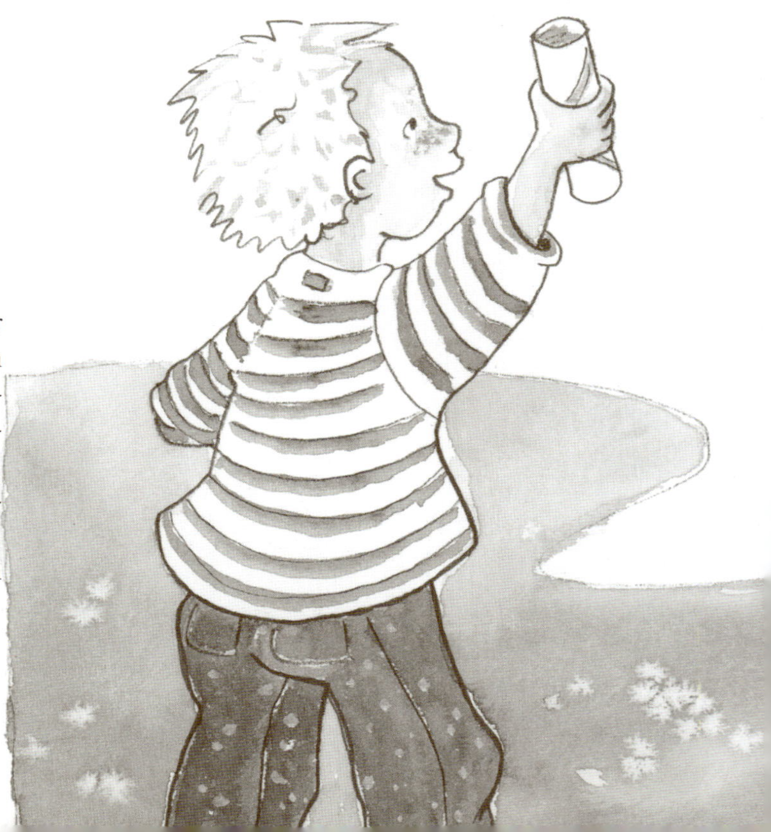

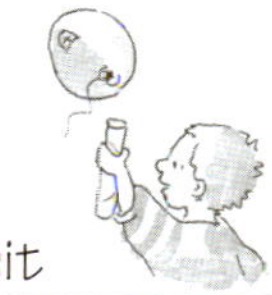

Sanfte Landung

Alter: ab 4 Jahren
Material: 1 Luftballon pro Kinderpaar, je 1 Gegenstand mit verschieden großen Öffnungen pro Kinderpaar: z. B. 1 Hut, 1 Keksdose, 1 Joghurtbecher, 1 Papprolle

Die Kinder finden sich paarweise zusammen und nehmen sich einen Luftballon und jeweils einen der Gegenstände. Sie pusten den Ballon auf und verknoten ihn mithilfe der Spielleitung. Sie stellen sich in einem Abstand von ca. 2 m einander gegenüber.
Ein Kind wirft den Luftballon seinem Partner zu, der ihn mit dem Hut auffängt. Das Kind lässt den Luftballon in der Öffnung sanft landen, sodass der Ballon einen Moment darin liegen bleibt.
Hat das Fangen beim Hut geklappt, wird es beim nächsten Wurf schon schwieriger, denn jetzt fängt es den Ballon mit der kleineren Öffnung der Keksdose. Hat das Kind auch mit dem Jogurtbecher und sogar der Papprolle den Ballon einen Augenblick halten können, tauschen die Kinder ihre Rollen.
Schaffen es alle Kinder, den Ballon mit der Papprolle aufzufangen und einen Moment zu halten?

Ballontanz

Dieses Spiel fördert in besonderem Maße neben der Geschicklichkeit auch das Sozialverhalten, denn die Kinder müssen sich intensiv aufeinander einstellen, kommunizieren und sich einigen, wenn sie die Aufgaben bewältigen wollen.

Alter: ab 4 Jahren
Material: 1 Luftballon pro Kinderpaar, Musik

Die Kinder finden sich zu Paaren zusammen. Sie blasen einen Luftballon auf und verknoten ihn mithilfe der Spielleitung.
Die Kinder klemmen den Ballon zwischen ihre Köpfe und tanzen damit zur Musik, ohne den Ballon zu verlieren, solange die Musik läuft. Wenn die Spielleitung die Musik stoppt, nennt sie eine neue Aufgabe: Die Kinder klemmen den Luftballon zwischen ihre Bäuche, ihre Nasen, ihre Rücken oder ihre Knie. Bei allen Aufgaben dürfen sie den Ballon nicht mit den Händen berühren!
Welches Kinderpaar schafft es, den Ballon nicht zu verlieren, bis die Musik ausgeht?

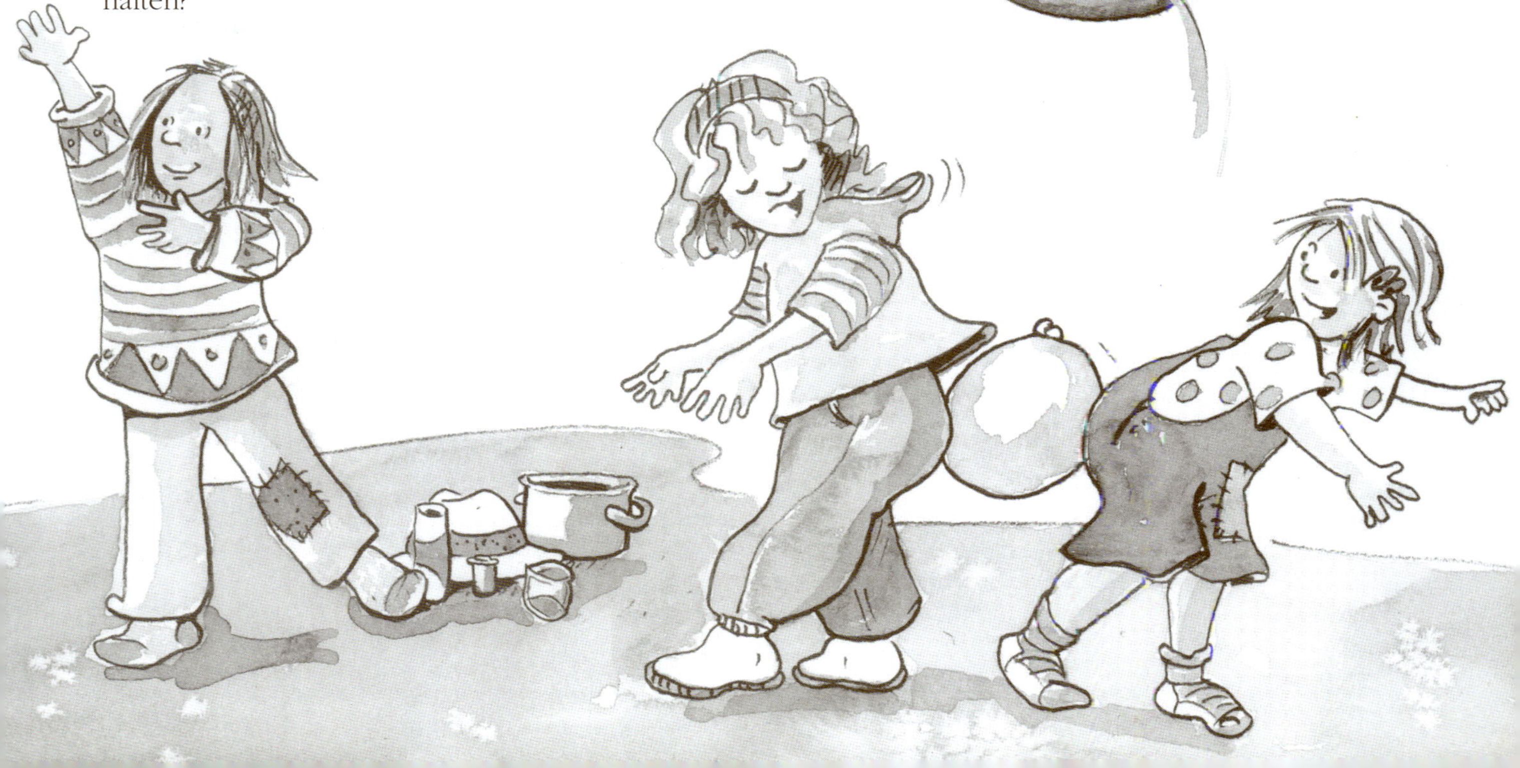

Entspannung

Bei all der Anspannung, Hektik und dem Stress, die auch schon den Alltag unserer Kinder begleiten, stellt die Entspannung einen erholsamen Ausgleich dar, durch den Körper, Geist und Seele wieder ins Gleichgewicht gebracht werden.
Anspannungen können viele Gründe haben und sich bei jedem Kind unterschiedlich äußern. Während manche Kinder unter Muskelverspannungen leiden und bestimmte Bewegungen als schmerzhaft empfinden, sind andere Kinder nervlich angespannt. Dieser Fall tritt oft ein, wenn bei einer Reizüberflutung zu viele Informationen gleichzeitig auf ein Kind einprasseln, sodass sein Gehirn mit der Verarbeitung kaum noch hinterher kommt. Manchmal fühlen sich Kinder auch seelisch mit bestimmten Situationen überfordert, weil sie z. B. die Zusammenhänge eines Streits unter Erwachsenen nicht nachvollziehen können.
Angespannte Kinder können gereizt oder aggressiv reagieren, andere Kinder sind unkonzentriert oder gar geistig abwesend, wieder andere haben Schlafstörungen usw. Oft sind diese Reaktionen nicht eindeutig mit Anspannung in Verbindung zu bringen: Die Mutter erzählt ihrer Tochter beim Mittagessen, dass sie heute Nachmittag Oma besuchen wollen. Das Kind reagiert nicht, obwohl die Mutter weiß, dass das Kind sie gehört hat. Später wundert sich die Mutter, warum das Kind sich nicht an die Information erinnert. Dies sind Momente, wo das Kind mit so vielen Informationen und Reizen konfrontiert ist, dass jeder weitere „Input" seine Reaktion zum Erliegen bringt.

Die Entspannungsübungen, die in diesem Kapitel folgen, dienen deshalb nicht nur der Muskelentspannung und der Hautstimulierung, sondern auch besonders der Entspannung des Geistes, wie dies bei kurzen Fantasiereisen der Fall ist.

Das Prinzip Anspannung – Entspannung ermöglicht dabei vielen Kindern, erstmals bewusst wahrzunehmen, wie sich Entspannung wirklich anfühlt. Durch maximale Anspannung werden alle Kraftreserven angezapft und die Durchblutung angeregt, sodass Kinder sich in einer aktiven Phase deutlich spüren. Bei der anschließenden Entspannung merken sie, wie warm ihr Körper sich anfühlt, sie spüren sich selbst besser, sind gelöst und können frei atmen. All dies ist wichtig, um aufnahmefähig und konzentriert zu sein.
Alle Entspannungs-Spiele sollten immer ohne Zeitdruck und in einer ruhigen Umgebung durchgeführt werden!

Muckitest

Alter: ab 4 Jahren
Material: 1 Wolldecke pro Kind
Ort: warmer Innenraum

Alle Kinder legen sich mit dem Rücken entspannt auf ihre Decke und legen die Arme locker neben ihren Körper. Die Kinder schließen ihre Augen und die Spielleitung erzählt ihnen die folgende Geschichte:

„Der kleine Bär Wim ist ganz aufgeregt: Schon seit Wochen freut er sich darauf, in den Bärensportverein aufgenommen zu werden, doch alle Bärenkinder müssen vorher eine Prüfung ablegen, ob sie auch stark genug sind. Heute ist der große Tag für den Muckitest gekommen, bei dem alle Muskeln überprüft werden. Wim muss dazu nacheinander alle Körperteile anspannen, und zwar zunächst nur ein klein wenig, dann etwas mehr und schließlich ganz stark. Weil Wim so nervös ist und den Test unbedingt bestehen will, freut er sich bestimmt, wenn wir ihn alle beim Anspannen der Muskeln unterstützen!

*Wim fängt mit einem Arm an. Erst spannt er ihn nur ein wenig an, *** dann etwas mehr *** und jetzt ganz stark. Er hält die Spannung einen Moment *** und entspannt die Muskeln wieder langsam auf etwas mehr, *** ein wenig *** und schließlich lässt er ganz locker. Jetzt lockert er den Arm und schüttelt ihn leicht. Nun ist der andere Arm an der Reihe.*

Die Spielleitung geht so ein Körperteil nach dem anderen durch, bis jeder Arm, jedes Bein, der Po, der Rücken, der Bauch und zum Schluss das Gesicht an- und wieder entspannt wurden.

*Endlich ist die Prüfung beendet. Wim reibt sich nach all der Anspannung die Augen, *** reckt und streckt sich *** und kommt langsam wieder zu sich. Da alle seine Muskeln sehr gut funktionieren, ist Wim im Bärensportverein aufgenommen! Er freut sich riesig und bedankt sich für eure tolle Unterstützung!"*

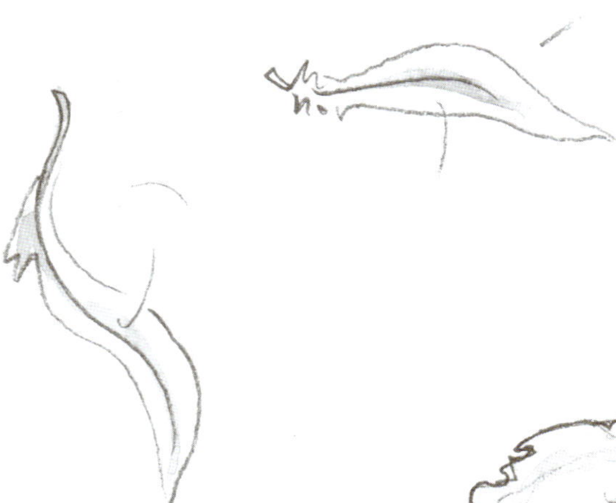

Meister der Beherrschung

Bei diesem Spiel scheinen sich die Kinder auf den ersten Blick sehr anzuspannen, doch nach kurzer Zeit lernen sie so locker zu lassen, dass sie nicht mehr lachen müssen. Erst dann stellt sich absolute Entspannung ein.

Alter: ab 3 Jahren
Material: 1 Feder und 1 Wolldecke pro Kinderpaar

Die Kinder finden sich paarweise zusammen und nehmen sich eine Feder und eine Wolldecke. Sie breiten die Decke auf dem Boden aus und eines der Kinder legt sich zunächst mit dem Rücken darauf.
Das andere Kind streicht mit der Feder über verschiedene Körperstellen, um das liegende Kind zu kitzeln. Dieses spielt den „Meister der Beherrschung" und verkneift sich so lange wie möglich das Lachen oder eine Bewegung. Kann es nicht mehr an sich halten, tauschen die Kinder ihre Rollen.
Ab der dritten Runde legen sich die Kinder auf den Bauch und lassen sich von hinten kitzeln. Wie lange können die Kinder ihre Beherrschung behalten?

Hinweis: Die Kinder sollten möglichst wenig Kleidung tragen, damit viel Haut zum Kitzeln herausschaut!

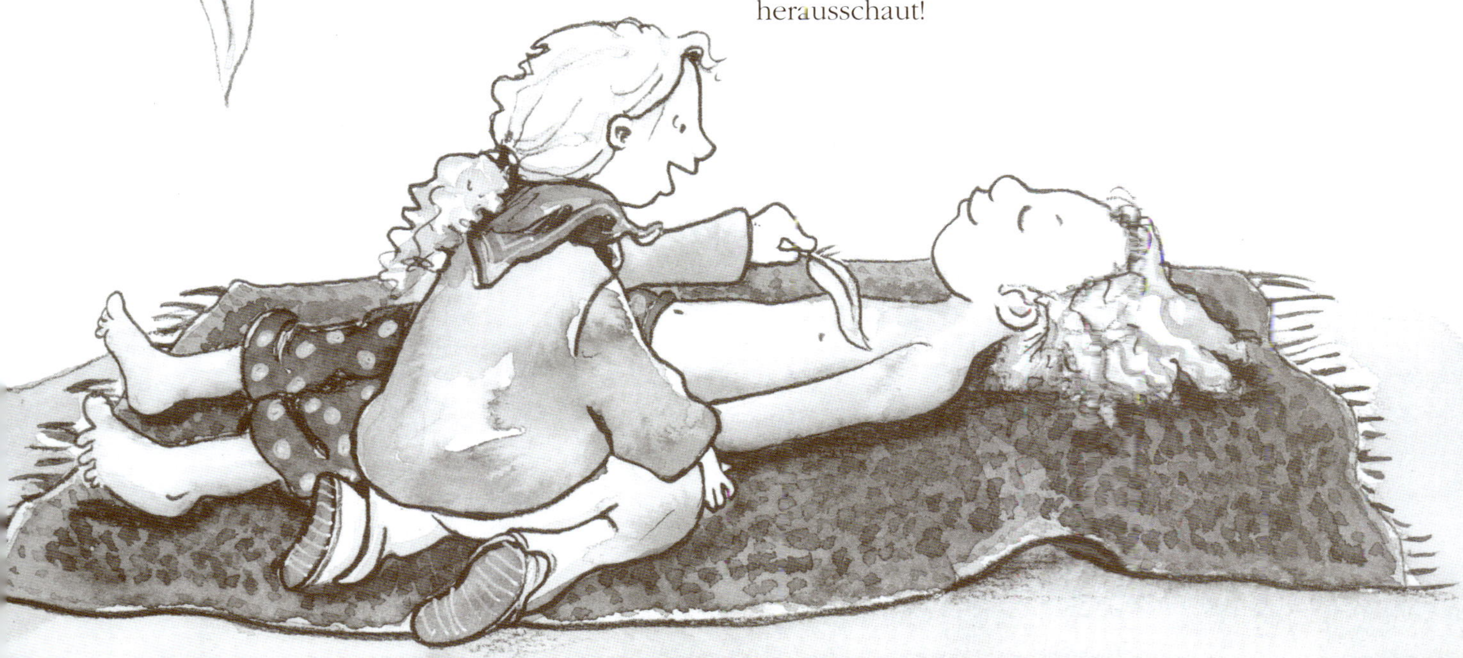

Sonnenblumen

Alter: ab 4 Jahren
Material: keins

Alle Kinder ziehen Schuhe und Strümpfe aus. Die Spielleitung erzählt folgende Geschichte, die sie gemeinsam mit den Kindern nachspielt:

„Stell dir vor, du bist ein kleines Samenkorn, das im Frühjahr ganz winzig in der Erde steckt.

auf die Füße hocken und ganz klein machen

Ab und zu scheint die Sonne schon etwas wärmer und es fällt ein bisschen Regen, genau das, was du zum Wachsen brauchst. Du ziehst Wurzeln und gräbst dich tief in die Erde ein.

mit den Fußzehen Greifbewegungen machen

Mit der Zeit bekommt die Sonne immer mehr Kraft und du beginnst zu wachsen. Erst wächst nur dein Stängel und richtet sich auf.

Oberkörper aufrichten und strecken

Dann entsteht auch schon deine Knospe und du streckst sie nach oben, der warmen Sonne entgegen.

Kopf heben und nach oben strecken

Sogar zwei große Blätter wachsen aus deiner Seite.

Arme zur Seite wegstrecken

Es ist mittlerweile Sommer geworden und du strotzt nur so vor Kraft. Du hältst jedem Windstand und stehst fest verwurzelt da.

alle Muskeln stark anspannen

Langsam geht der Sommer vorbei und du verlierst allmählich an Kraft. Als erstes knickt deine Blüte ein.

Kopf hängen lassen

Als nächstes welken deine Blätter: Erst fällt das eine schlaff herunter, dann das andere.

Arme nacheinander fallen lassen

Beim ersten Herbstwind kannst du deinen Stängel nicht länger aufrecht halten.

Oberköper nach vorne überhängen

Als schließlich ein großer Sturm aufkommt, bricht dein Stängel ab und fällt auf die Erde."

auf den Boden fallen lassen

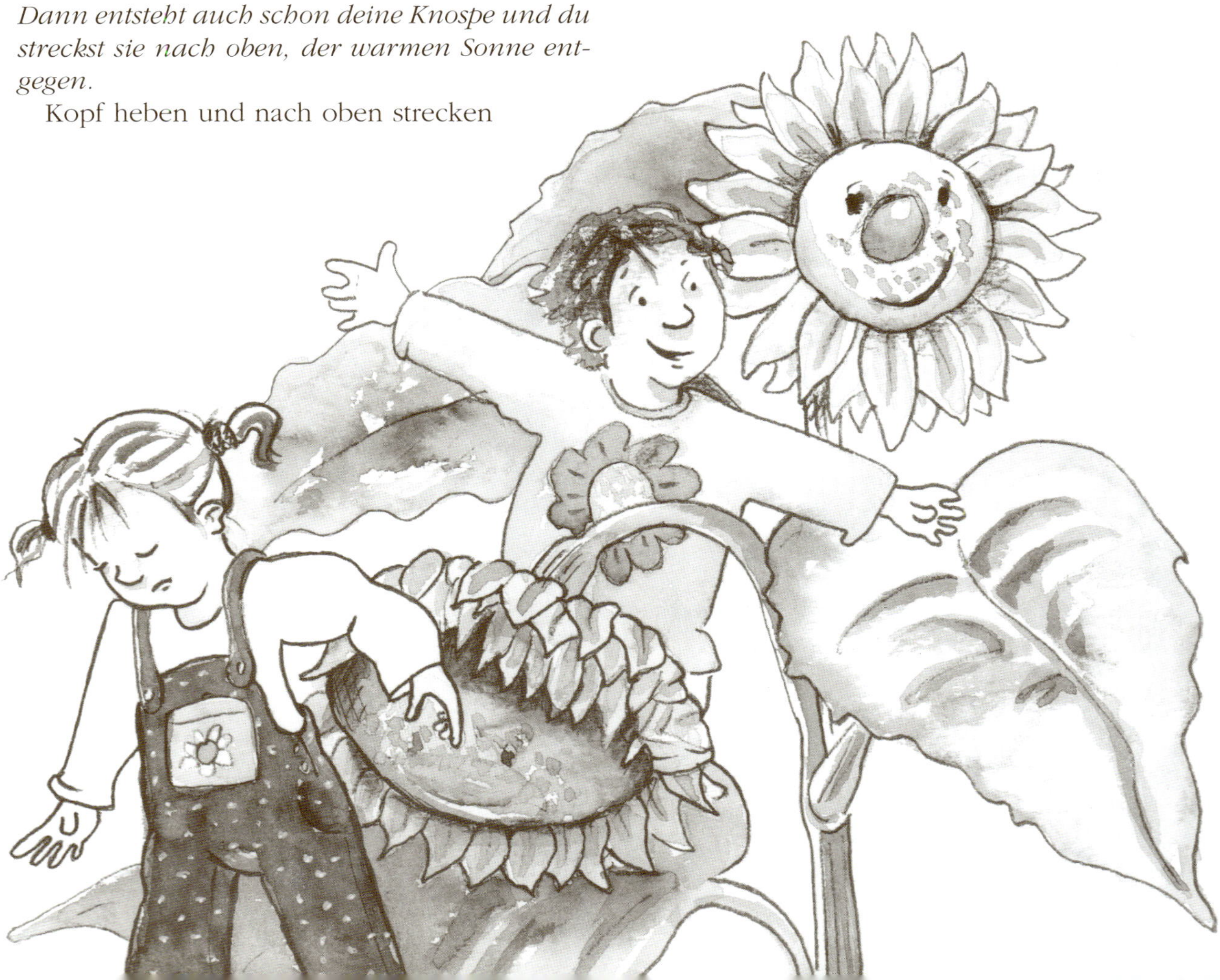

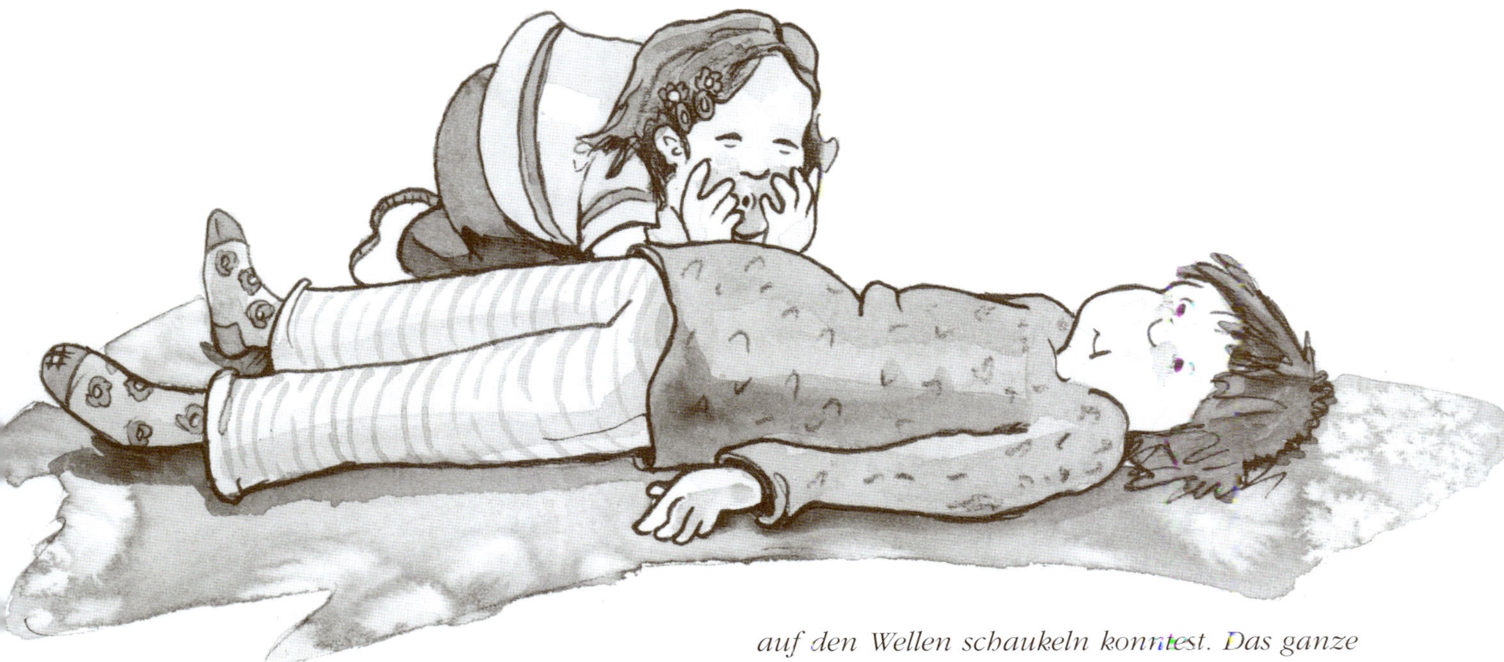

Luftmatratze

Bei diesem Spiel lernen die Kinder nicht nur ihren Körper an- und entspannen, sondern es stellt auch eine sehr gute Atemübung dar.

Alter: ab 4 Jahren
Material: 1 Wolldecke pro Kinderpaar

Die Spielleitung verteilt alle Decken auf dem Boden. Die Kinder finden sich zu Paaren zusammen und suchen sich eine Decke.
Ein Kind spielt die Luftmatratze und legt sich mit dem Rücken auf die Decke, sodass Arme und Beine nicht aneinander bzw. am Körper anliegen. Das andere Kind möchte die Luftmatratze aufblasen um zu kontrollieren, ob sie vielleicht ein Loch hat. Dabei bläht sich das Luftmatratzen-Kind auf, indem es tief durch die Nase einatmet. Die Spielleitung erzählt folgende kurze Geschichte dazu, die die Kinderpaare nachspielen:

„Bald sind die Ferien da und du fährst mit deinen Eltern ans Meer. Plötzlich fällt dir deine alte Luftmatratze ein, mit der du letztes Jahr so toll auf den Wellen schaukeln konntest. Das ganze Jahr über hat sie vergessen auf dem Dachboden gelegen – hoffentlich hat sie inzwischen kein Loch bekommen, denn du willst unbedingt wieder mit ihr auf den Wellen reiten.
Du steigst die Treppe zum Dachboden hoch und öffnest die Tür. Da entdeckst du die Luftmatratze in einer Ecke: Ganz platt liegt sie auf dem Boden und sieht ohne Luft sehr schlaff aus. Zu dumm, dass du keinen Blasebalg hast! Aber es geht auch ohne: Du gehst zu deiner Matratze und beginnst sie mit dem Mund aufzublasen. Dazu formst du deine Hände zu einem Rohr und hältst sie an die Luftmatratze. Durch die vordere Öffnung deiner Hände bläst du hinein.
Langsam wird die Luftmatratze mit jedem Pusten ein bisschen voller, bis sie schließlich ganz prall gefüllt ist. Du drückst für einen Moment mit deiner Hand gegen die Öffnung, damit die Luft nicht entweichen kann und horchst, ob an einer anderen Stelle Luft ausströmt, aber die alte Luftmatratze ist noch völlig in Ordnung und hält dicht. Erleichtert gibst du mit deiner Hand die Öffnung frei und die Luftmatratze lässt mit lautem Zischen alle Luft auf einmal entweichen.“

Zum Schluss tauschen die Kinder ihre Rollen.

Schüttelshake

Alter: ab 6 Jahren
Material: 1 Wolldecke pro Kinderpaar

Die Spielleitung breitet die Wolldecken auf dem Boden aus. Die Kinder finden sich zu Paaren zusammen und suchen sich eine Wolldecke.
Eines der Kinder legt sich bequem auf den Rücken und liegt dort ganz locker und entspannt. Während des ganzen Spiels tut dieses Kind aktiv gar nichts!
Sein Partner greift zuerst nach einem Arm, hebt ihn hoch und schüttelt ihn am Unterarm leicht hin und her. Zur Schonung der Gelenke hält das Kind mit der zweiten Hand den Oberarm fest. Ist der Arm ausgeschüttelt, legt ihn das Kind wieder vorsichtig ab und nimmt sich den anderen Arm vor.
Danach sind die Beine an der Reihe, und auch hier hält das Kind den Oberschenkel mit fest, um die Gelenke zu schonen.
Sind alle Extremitäten geschüttelt, tauschen die Kinder ihre Rollen.

Von Schlaffi zu Herkules

Alter: ab 4 Jahren
Material: keins

Alle Kinder laufen durcheinander.
Ruft die Spielleitung: „Schlaffi“, schlurfen die Kinder schlaff mit hängendem Oberkörper herum. Sie lassen die Arme hängen und ziehen die Füße über den Boden. Ruft die Spielleitung: „Herkules“, richten sich alle Kinder auf und gehen mit angewinkelten Armen durch den Raum. Dabei spannen sie alle Muskeln fest an.
Die Spielleitung wechselt die beiden Körperhaltungen schnell ab, sodass die Kinder immer nur kurz ent- und anspannen.
Will die Spielleitung die Haltungen variieren, ruft sie z. B.: „alter Opa“ oder „Balletttänzer“. Sicherlich haben auch die Kinder weitere Ideen!

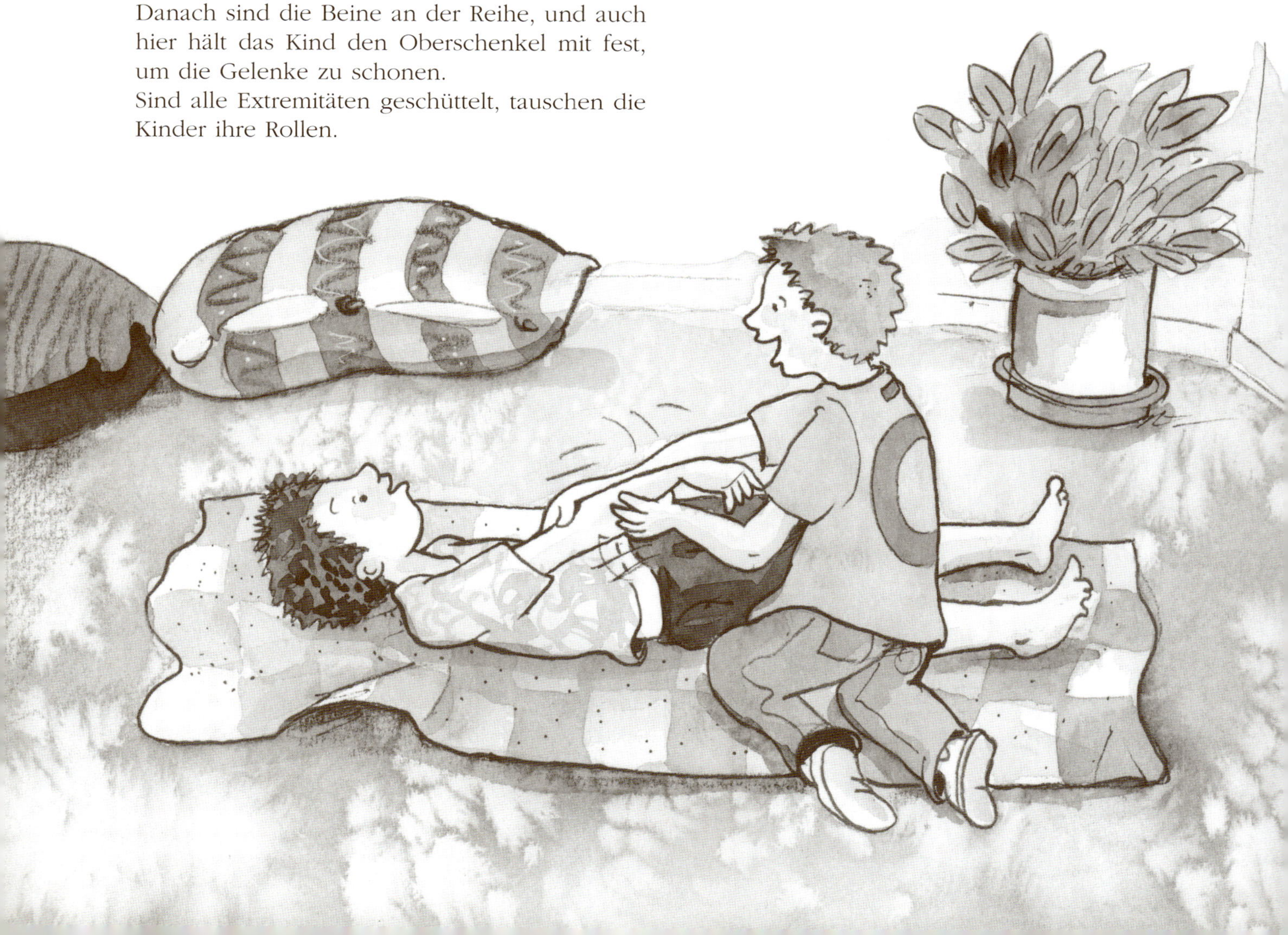

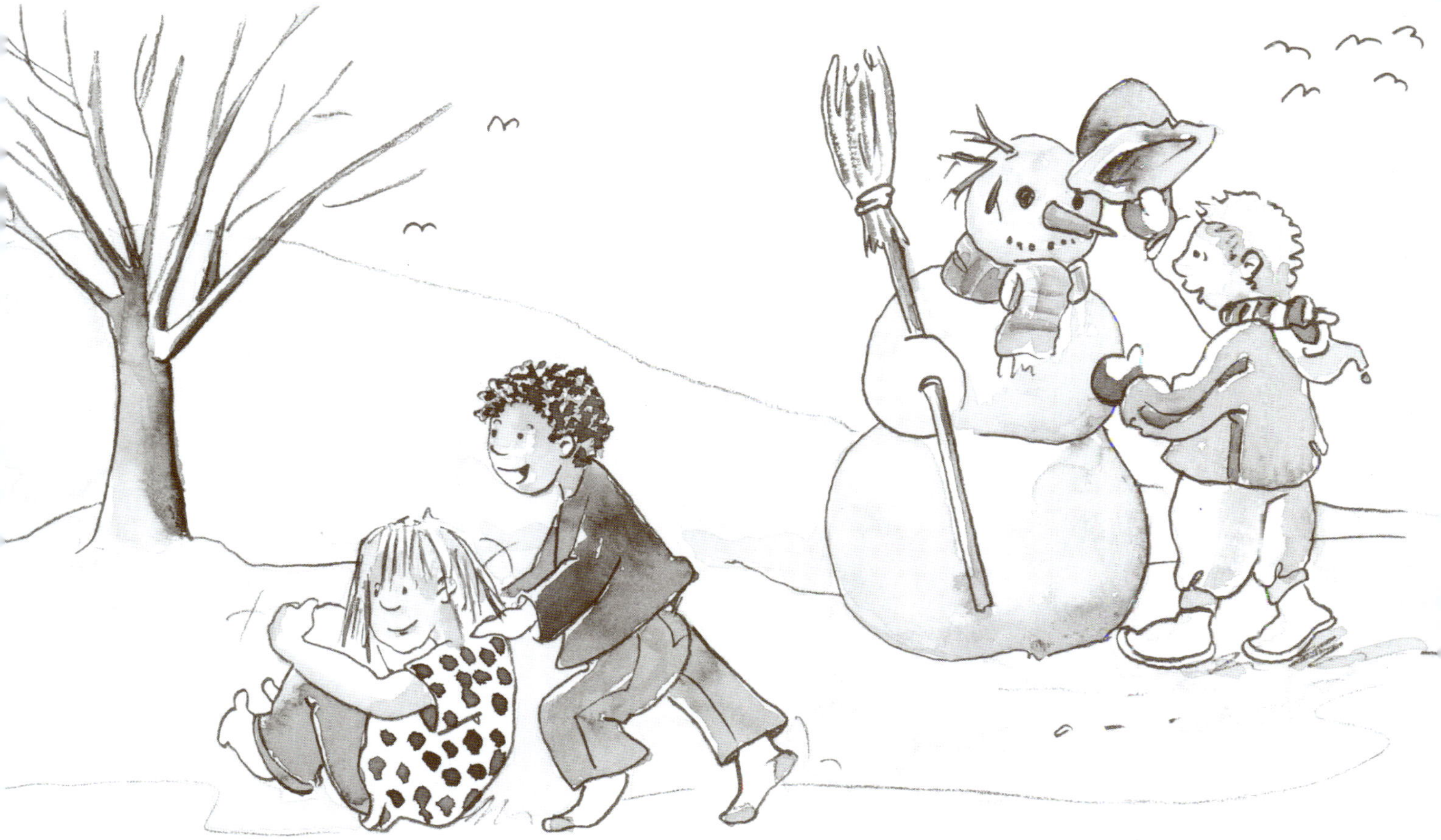

Schneeskulptur

Alter: ab 3 Jahren
Material: keins

Die Kinder finden sich paarweise zusammen. Eines der beiden Kinder formt aus seinem Partner entsprechend der folgenden Geschichte eine Schneeskulptur:

„Über Nacht ist eine Menge Schnee gefallen. Alle Kinder freuen sich sehr über den Schnee und wollen eine Schneeskulptur bauen. Sie formen dazu eine Kugel

das Kind legt sich auf den Rücken und rollt sich zusammen

und rollen sie durch den Schnee,

das Kind langsam hin- und herrollen

bis die Kugel so groß ist, dass sie aufgestellt wird.

das Kind hockt sich auf die Füße

Die Schneekugel wird geformt und bearbeitet, sodass eine schöne Skulptur entsteht.

das Kind passt sich den Formungen an und stellt sich zum Schluss aufrecht hin

Plötzlich kommt ein kalter Eiswind und stürmt übers Land.

die Schneeskulptur wird von oben bis unten angepustet

Alles wird eisig kalt und gefriert, so auch die Skulptur. Sie steht ganz steif da und kann sich nicht mehr bewegen.

die Schneeskulptur spannt alle Muskeln fest an

Nach einer Weile wird es wieder ein bisschen wärmer, denn die Sonne schaut hervor.

der Partner führt seine Arme als Symbol für die Sonne über dem Kopf zusammen und beugt die Ellbogen ein wenig

Es wird immer wärmer und auch der Schneeskulptur wird es ganz schön heiß. Langsam beginnt sie zu schmelzen.

das Kind lässt locker und entspannt sich

Es tropft nach und nach immer mehr Wasser von der Skulptur und sie schmilzt und schmilzt, bis von der großen Schneeskulptur nur noch eine Pfütze zu sehen ist.“

das Kind macht sich immer kleiner und legt sich zum Schluss auf den Boden

Zum Schluss tauschen die Kinder ihre Rollen.

Auf Safari

Alter: ab 4 Jahren
Material: 1 Kochlöffel, 1 Topfdeckel

Alle Kinder gehen locker und entspannt durch den Raum. Sie sind auf einer Safari und stoßen immer wieder auf das Nashorn und den Löwen. Die Spielleitung kündigt diese beiden Tiere an, indem sie mit dem Kochlöffel auf den Topfdeckel schlägt.
Schlägt sie ganz schnell hintereinander auf den Deckel, kommt das Nashorn und alle Kinder erstarren zu Baumstämmen, damit sie das Nashorn nicht angreift: Sie legen sich dazu auf den Rücken und machen sich ganz steif, bis die Gefahr vorüber ist. Erst wenn die Spielleitung nicht mehr mit dem Kochlöffel auf den Deckel schlägt, ist das Nashorn von der Bildfläche verschwunden.
Langsame, aber laute Trommelschläge dagegen kündigen den Löwen an. Die Kinder heben die Arme und zeigen dem Löwen all ihre Muskeln. Vor lauter Schreck verschwindet der Löwe gleich wieder und die Kinder laufen erneut entspannt durch den Raum, bis sich wieder eins der beiden Tiere ankündigt.
Fallen den Kindern noch mehr Tiere ein, vor denen sie sich durch eine bestimmte angespannte Haltung retten können?

Beim Frisör

Alter: ab 3 Jahren
Material: 1 Wolldecke pro Kinderpaar

Die Spielleitung verteilt die Wolldecken auf dem Boden. Die Kinder finden sich paarweise zusammen und eines der Kinder setzt sich auf die Wolldecke oder legt sich auf den Bauch. Das andere Kind setzt sich dahinter oder kniet neben dem liegenden Kind und führt zu der folgenden Geschichte sanft die passenden Bewegungen aus:

„Setze oder lege dich entspannt auf den Boden und schließe deine Augen. Du bekommst jetzt eine ganz sanfte Haarwäsche.
Zunächst rieselt dir Wasser auf den Kopf.
mit den Fingern einen Wasserstrahl nachmachen
Wenn alle Haare nass sind, wird das Shampoo auf dem Kopf verteilt.
mit der flachen Hand mehrmals über den Kopf streichen
Jetzt wird das Shampoo aufgeschäumt und einmassiert.
mit beiden Händen den Kopf und Nacken von der Stirn beginnend massieren
Das Shampoo wird wieder ausgespült
mit den Fingern wieder einen Wasserstrahl imitieren
und zum Schluss das Haar trockengeföhnt.
ein paar Mal stark pusten
Dein Haar ist nun getrocknet und du kannst deine Augen langsam wieder öffnen.“

Die Kinder tauschen zum Schluss ihre Rollen.

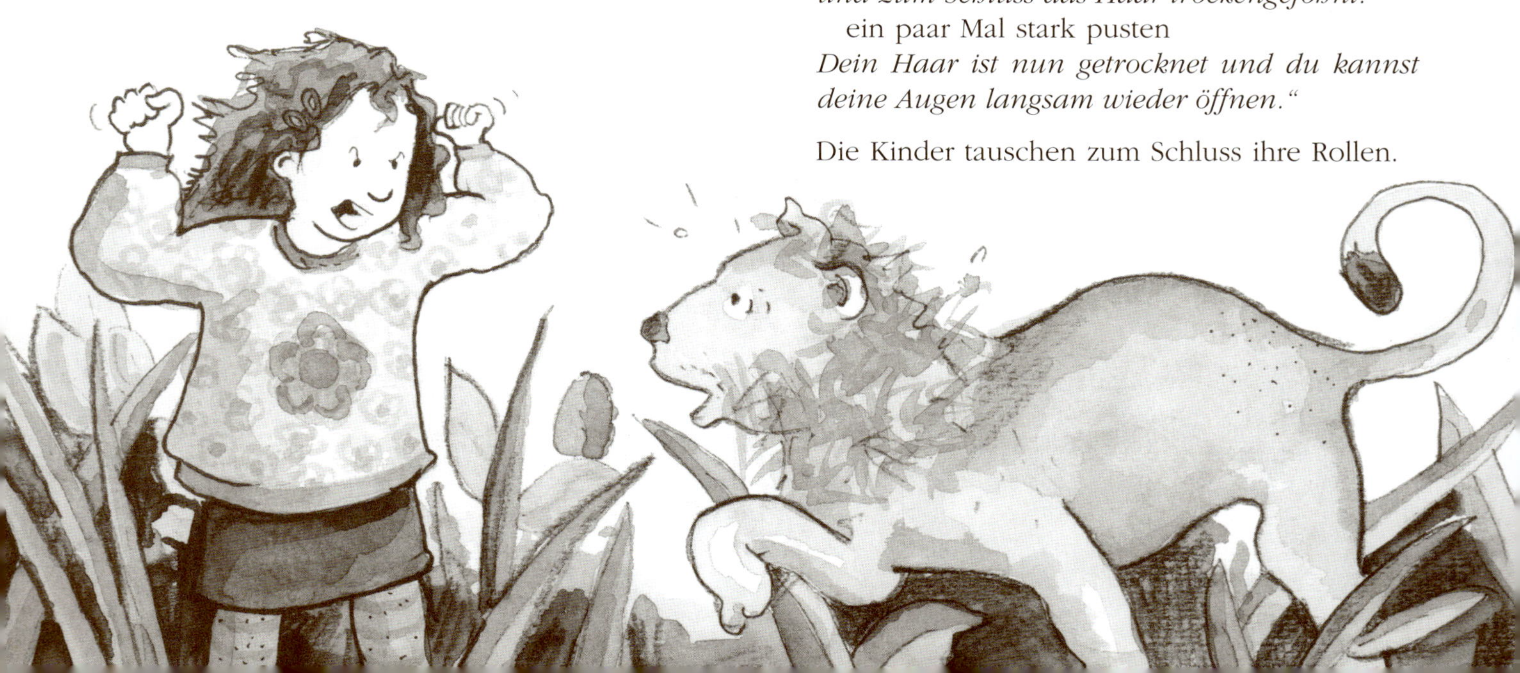

Tulpen stecken

Alter: ab 3 Jahren
Material: 1 Wolldecke pro Kinderpaar

Die Spielleitung verteilt alle Wolldecken auf dem Boden. Die Kinder finden sich paarweise zusammen und suchen sich eine Decke. Ein Kind spielt das Blumenbeet und legt sich dazu mit dem Bauch auf die Decke. Das andere Kind ist der Gärtner oder die Gärtnerin und kniet sich neben das liegende Kind.
Die Spielleitung erzählt folgende Geschichte, die die Kinder nachspielen:

„Der Gärtner beginnt im Frühling sein Beet umzugraben.
mit den Händen eine Schaufel formen und damit den Rücken bearbeiten
Nun kann der Gärtner das Unkraut entfernen.
ganz leicht in die Haut zwicken
Mit einem Rechen zieht er die Erde wieder glatt.
die Finger spreizen und über den Rücken fahren
Nun bohrt er für die Blumenzwiebeln viele kleine Löcher in die Erde.
alle Finger an den Fingerkuppen zusammenführen und damit Drehbewegungen auf dem Rücken machen
Die Tulpen werden in die Löcher gesteckt.
die Hände zu Fäusten formen und langsam auf den Rücken trommeln
Die Erde wird wieder mit dem Rechen glatt gezogen und das Beet gewässert.
mit den Fingern einen Wasserstrahl imitieren
Die Sonne bringt mit ihren wärmenden Strahlen die Tulpen zum Wachsen.
beide Hände flach auf den Rücken legen und gegeneinander reiben
Wenn die Blumen aufgegangen sind, riecht der Gärtner daran. Dabei kann die Nase schon mal so wild schnuppern, dass es kitzelt!“

Die Kinder tauschen ihre Rollen.

An der Tankstelle

Hier spielt eines der beiden Kinder ein Auto, das andere den Autobesitzer:

„Heute fahren wir unser Auto zur Tankstelle, wo alle möglichen Dinge erledigt werden. Zuerst wird das Auto in die Waschstraße gefahren und mit Wasser abgespritzt.
mit den Händen den Wasserstrahl imitieren
Dann wird es von oben bis unten eingeseift.
mit den flachen Händen über den Körper kreisen
Ist das Auto wieder abgespritzt, kommt ein großer Föhn und bläst das Auto wieder trocken.
mehrmals an verschiedenen Stellen des Körpers pusten
Das Auto ist jetzt sauber, doch an einigen Stellen ist der Lack abgeblättert und dort muss neu gestrichen werden.
mit der Hand als Pinsel über verschiedene Stellen am Körper streichen
Zum Schluss werden noch die Reifen aufgepumpt.
mit dem Mund an beiden Beinen und an den Schultern pusten
Ein Blick auf die Tankanzeige sagt dem Fahrer, dass er besser noch auftanken sollte.
Hand auf die Hüfte legen und leichte Pumpbewegungen machen
Das Auto wird gestartet und springt an.“
einen Finger als Schlüssel zwischen Oberkörper und Oberarm stecken und drehen, bis das Kind anfängt zu brummen

Hausputz

Alter: ab 5 Jahren
Material: 1 Mülleimer, 1 Teelicht, 1 Wolldecke pro Kind
Ort: Innenraum

Die Spielleitung verteilt die Decken kreisförmig im Raum. In die Kreismitte stellt sie den Mülleimer und das Teelicht, das zunächst nicht angezündet wird.

Jedes Kind sucht sich eine Decke und legt sich ganz bequem und entspannt darauf. Alle schließen die Augen und denken über ihren Tag nach. Dazu gibt ihnen die Spielleitung kleine Anregungen und Hilfestellung: Sie fragt nach, ob sich vielleicht jemand geärgert hat, ob jemand mit ihnen heute geschimpft hat, ob sie sich vielleicht wehgetan haben usw.

Die Kinder haben einen Augenblick Zeit, darüber nachzudenken und sich verschiedene Dinge zu überlegen. Ist ein Kind fertig, richtet es sich auf und bleibt so lange auf seiner Decke sitzen, bis alle Kinder bereit sind.

Die Spielleitung zündet das Teelicht an und erklärt, dass der Mülleimer dazu da ist, alle negativen Gedanken oder Erlebnisse aufzunehmen. Jedes Kind streift mit seinen Händen über seine Arme, über die Beine, den Bauch und den Po und schleudert alle Gedanken in den Eimer. Wer mag, sagt beim Abstreifen laut, was er gerade in den Mülleimer wirft.

Haben sich die Kinder von allem befreit, fangen sie mit ihren Händen weit über der Flamme des Teelichts ein bisschen Wärme ein und reiben sich damit am ganzen Körper ein. Sie streichen über ihre Arme, ihren Bauch, über Beine und Po und ganz zum Schluss reiben sie die Wärme in ihr Gesicht, bis ihnen wohlig warm ist.

Unter der Erde

Alter: ab 5 Jahren
Material: 1 Wolldecke pro Kind, ruhige Instrumentalmusik, 1 Feder

Die Spielleitung verteilt alle Wolldecken auf dem Boden und jedes Kind setzt sich auf eine Decke. Die Spielleitung fragt die Kinder, welche Lebewesen sie kennen, die unter der Erde leben. Falls den Kindern zunächst nur Tiere wie Regenwurm oder Maulwurf einfallen, erinnert sie daran, dass es auch Pflanzen wie z. B. Kartoffeln gibt, die unter der Erde wachsen.

Jedes Kind sucht sich nun im Stillen für sich ein Lebewesen aus und legt sich ganz entspannt auf die Decke. Alle Kinder schließen ihre Augen und überlegen, was ihr Lebewesen unter der Erde tut, wie es sich fühlen könnte, was es dort hört oder vielleicht auch sieht.

Die Spielleitung spielt im Hintergrund leise Musik und gibt zwischendurch kleine Anregungen: Wie mögen wohl Regentropfen unter der Erde klingen? – Draußen stampft gerade ein Riese vorbei, sodass der ganze Boden vibriert. – Ein Bagger reißt die Erde auf und das ganze Erdreich vibriert...

Die Kinder träumen so lange, bis sie von der Spielleitung einer nach dem anderen mit der Feder sachte an der Hand berührt werden. Alle kehren nach und nach wieder in die Realität zurück und wer mag, erzählt von seinem Abenteuer tief unter der Erde.

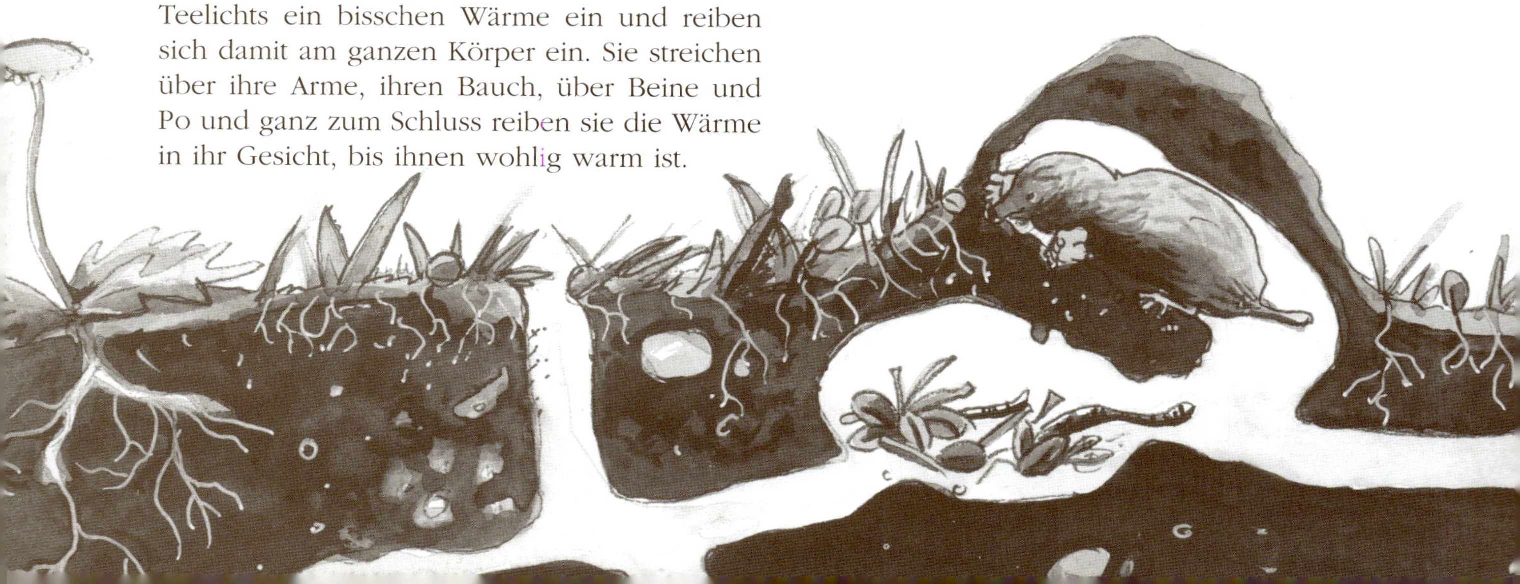

Traumflocken

Alter: ab 5 Jahren
Material: 1 Wolldecke pro Kind

Die Spielleitung verteilt alle Decken auf dem Boden und jedes Kind legt sich mit dem Rücken auf eine Decke und schließt die Augen. Es atmet tief durch die Nase ein und durch den Mund aus. Die Spielleitung erzählt den Kindern währenddessen die Geschichte von den Traumflocken:

„Stell dir vor, dass dein Atem von der Nase durch deinen Kopf und wieder aus dem Mund strömt. Dabei kommt er im Kopf an all deinen Gedanken, Wünschen und Träumen vorbei, sodass der Atem auf seinem Weg nach draußen immer einen deiner Gedanken und Wünsche mitnimmt. Jedes Mal, wenn du ausatmest, entsteht dadurch eine große Traumflocke, in die du einen Wunsch einhüllst. Jede Flocke steigt mit deinem Wunsch hinauf in den Himmel."

Unterstützend begleitet die Spielleitung die Kinder beim Atmen mit den folgenden Sätzen:

„Du atmest tief durch die Nase ein. Dein Atem nimmt einen Wunsch von dir mit und gelangt zum Mund. Atme deinen Wunsch aus und lass eine Traumflocke entstehen, indem du alle Luft aus deinem Körper pustest."

Jedes Kind atmet so lange große Traumflocken, bis es wunschlos glücklich ist. Dann öffnet es die Augen und setzt sich auf.

Haben alle Kinder genug Traumflocken geatmet, klatschen sie gemeinsam laut in die Hände. Alle aufgestiegenen Traumflocken fallen vom Himmel und sie sitzen alle in einem warmen Regen voller toller Wünsche.

Wer möchte, erzählt von seinen Träumen.

Kleines Segelboot

Alter: ab 5 Jahren
Material: 1 Wolldecke pro Kind

Die Spielleitung verteilt alle Wolldecken im Raum. Jedes Kind sucht sich eine Decke aus, legt sich bequem hin und schließt die Augen.

Die Spielleitung liest die folgende Geschichte langsam und ruhig vor. Nach jedem Satz macht sie eine kleine Pause.

*„Stell dir vor, du sitzt in einem Segelboot, das ruhig über das Wasser gleitet. *** Es nimmt dich ein Stück mit hinaus auf das Meer. *** Es ist ganz still um dich herum. *** Auch das Meer ist ruhig und der Wind streicht dir ganz sanft um die Nase. *** Durch den sanften Wind schaukelt dich das Segelboot leicht hin und her. *** Das fühlt sich sehr angenehm an und du geniest es. *** Vielleicht kannst du sogar das Meer riechen. *** Atme seinen Duft einmal tief ein. *** Und noch einmal, sodass dein Atem durch deinen ganzen Körper strömt. ****

*Du bist nun mit dem Boot schon lange auf dem Meer unterwegs, und langsam geht die Sonne unter. *** Noch kannst du die warmen Strahlen auf deinem ganzen Körper spüren. *** Sanft schaukelnd bringt dich das kleine Segelboot wieder ans Ufer. *** Wenn du wieder zu Hause angekommen bist, kannst du die Augen öffnen. *** Recke und strecke dich und spüre, wie gut es dir geht."*

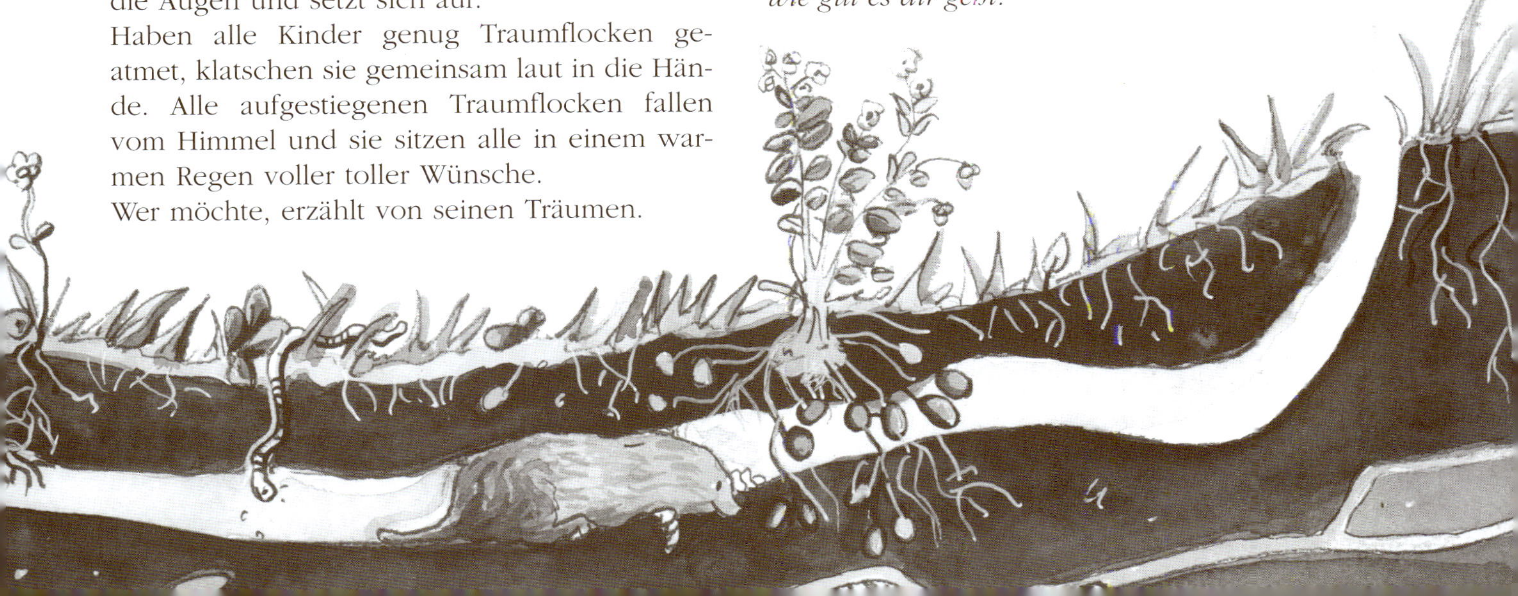

Anhang

Spiele-Register

Literatur

Balster, Klaus: Kinder mit mangelnden Bewegungserfahrungen, Duisburg 1996.

ebd.: Kinder mit mangelnden Bewegungserfahrungen, Teil 2. Praktische Hilfen zur Förderung der Wahrnehmung und Bewegungsentwicklung, Duisburg 2000.

Biermann, Ingrid: Spiele zur Wahrnehmungsförderung, Freiburg 1999.

Brüggebors, Gela: Körperspiele für die Seele, Reinbek 1989.

Herm, Sabine: Psychomotorische Spiele, Berlin 1997.

Kiphard, Ernst J.: Wie weit ist ein Kind entwickelt?, Dortmund 1975.

Köckenberger, Helmut: Bewegungsspiele mit Alltagsmaterial, Dortmund 1999.

Koenigs, Renate: Fantasie, Poesie und Bewegungsgeschichten begleiten dich durch das Jahr, Dortmund 2000.

Mertens, Krista: Lernprogramm zur Wahrnehmungsförderung, Dortmund 1983.

Müller, Bernd: Fangspiele, Dortmund 1995.

Sportjugend Hessen: Hoppla! Entwicklungsfördernde Bewegungsangebote, Frankfurt/Main 1996.

ebd.: Heut' bin ich Pirat!, Frankfurt/Main 1997.

Stein, Gisela: Kleinkinderturnen ganz groß, Aachen 1994.

Zimmer, Renate: Handbuch der Psychomotorik, Freiburg 1999.

ebd.: Handbuch der Sinneswahrnehmung, Freiburg 1995.

ebd.: Kreative Bewegungsspiele. Psychomotorische Bewegungsförderung im Kindergarten, Freiburg 1996.

ebd.: Motorik und Persönlichkeitsentwicklung bei Kindern im Vorschulalter, Schorndorf 1981.

Die Autorin

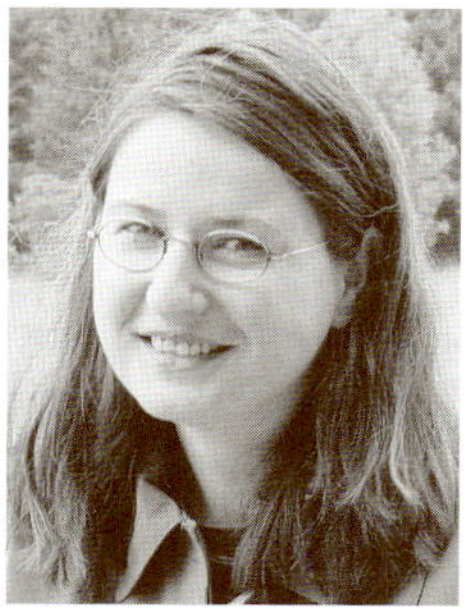

Constanze Grüger, stud. dipl. paed., ist seit 1994 Übungsleiterin für Kinderturnen und im Eltern-Kind-Turnen sowie dem Kleinkinderturnen tätig. Vor 7 Jahren erwarb sie die Fachübungsleiter-Lizenz für Gesundheitsförderung im Kinderturnen mit dem Schwerpunkt Psychomotorik. Seither hat sie es sich zum Ziel gesetzt, Kinder in ihrer gesunden Entwicklung durch Bewegung zu unterstützen. Seit einigen Jahren ist sie in der Aus- und Weiterbildung von ÜbungsleiterInnen und ErzieherInnen als Referentin für Turnverbände, den Deutschen Turner-Bund und andere Institutionen tätig.

Vor zwei Jahren hat sie das Projekt www.bewegungskindergarten.de online gebracht. Hier finden ErzieherInnen Anregungen und Hintergründe für eine bewegungsfreundliche Konzeption für den Kiga und die Kita. Ab Mai 2002 hat Constanze Grüger das Internetportal www.kleinkinderturnen.de ins Leben gerufen, wo immer neue Ideen für die Bewegungserziehung in Verein und Kindergarten zu finden sind.

Spiele, Spiele in Gruppen, Lernspiele, Bewegungsspiele, Brettspiele, Kooperative Spiele

Der Fachverlag für gruppen- und spielpädagogische Materialien

Ökotopia Verlag und Versand

Fordern Sie unser kostenloses Programm an:

Ökotopia Verlag
Hafenweg 26a · D-48155 Münster
Tel.: (02 51) 48 19 80 · Fax: 4 81 98 29
E-Mail: info@oekotopia-verlag.de

Besuchen Sie unsere Homepage! Genießen Sie dort unsere Hörproben!

http://www.oekotopia-verlag.de und www.weltmusik-fuer-kinder.de

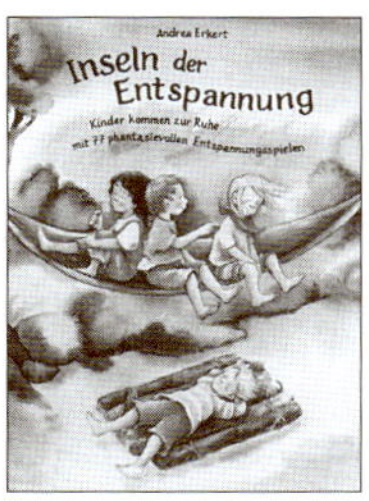

Andrea Erkert
Inseln der Entspannung
Kinder kommen zur Ruhe mit 77 phantasievollen Entspannungsspielen

ISBN: 3-931902-18-8

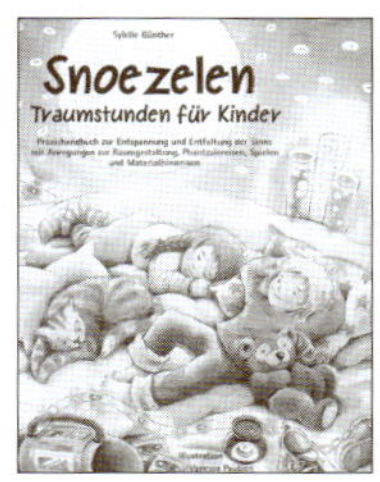

Sybille Günther
Snoezelen - Traumstunden für Kinder
Praxishandbuch zur Entspannung und Entfaltung der Sinne mit Anregungen zur Raumgestaltung, Phantasiereisen, Spielen und Materialhinweisen

ISBN (Buch): 3-931902-94-3
ISBN (CD): 3-936286-07-8

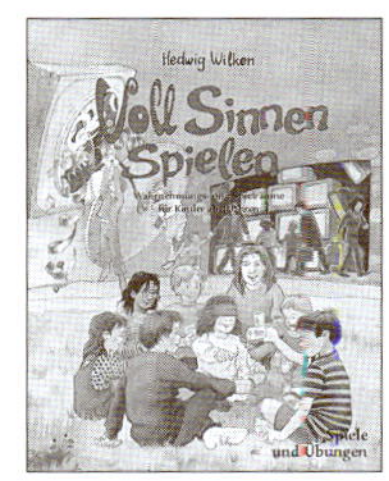

Hedwig Wilken
Voll Sinnen spielen
Wahrnehmungs- und Spielräume für Kinder ab 4 Jahren

ISBN: 3-931902-34-X

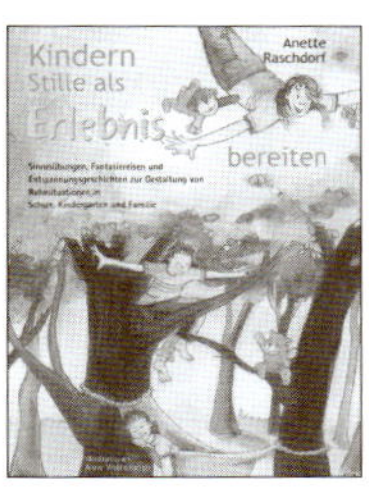

Anette Raschdorf
Kindern Stille als Erlebnis bereiten
Sinnesübungen, Fantasiereisen und Entspannungsgeschichten für Kindergarten, Schule u. Familie

ISBN: 3-931902-59-5

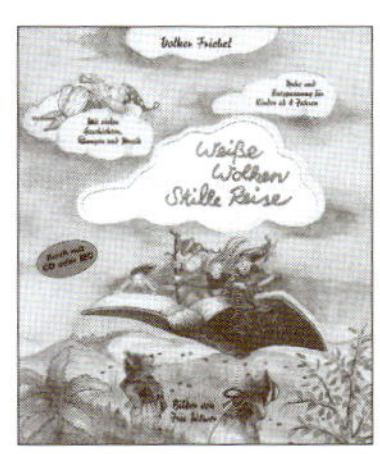

Volker Friebel
Weiße Wolken – Stille Reise
Ruhe und Entspannung für Kinder ab 4 Jahren. Mit vielen Geschichten, Übungen und Musik

ISBN (Buch inkl. CD): 3-925169-95-4

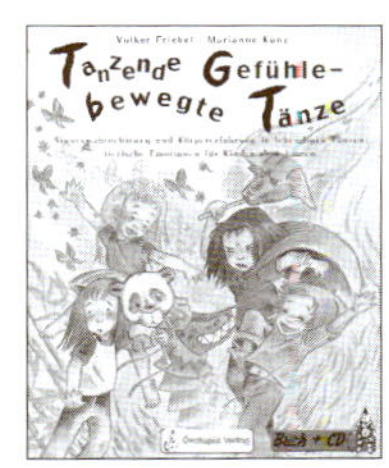

Volker Friebel, Marianne Kunz
Tanzende Gefühle – bewegte Tänze
Sinneswahrnehmung und Körpererfahrung in lebendigen Tänzen: tierische Emotionen für Kinder ab 4 Jahren

ISBN (Buch inkl. CD) 3-936286-24-8

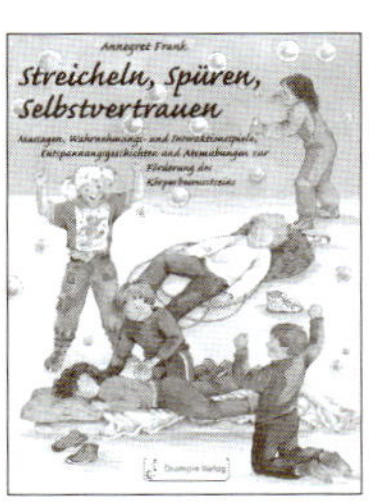

Annegret Frank
Streicheln, Spüren, Selbstvertrauen
Massagen, Wahrnehmungs- und Interaktionsspiele und Atemübungen zur Förderung des Körperbewusstseins

ISBN (Buch): 3-936286-29-9
ISBN (CD): 3-936286-30-2

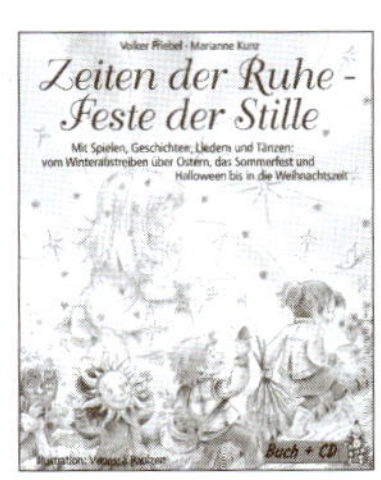

Volker Friebel, Marianne Kunz
Zeiten der Ruhe – Feste der Stille
Mit Spielen, Geschichten, Liedern und Tänzen: vom Winteraustreiben über Ostern, das Sommerfest und Halloween bis in die Weihnachtszeit

ISBN (Buch inkl. CD): 3-936286-01-9

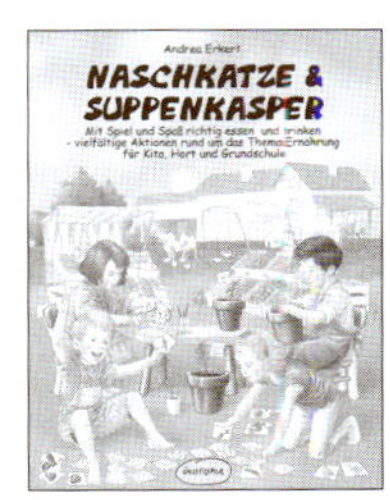

Andrea Erkert
Naschkatze & Suppenkasper
Mit Spiel und Spaß essen und trinken - vielfältige Aktionen rund um das Thema Ernährung für Kita, Hort und Grundschule

ISBN: 3-936286-60-4

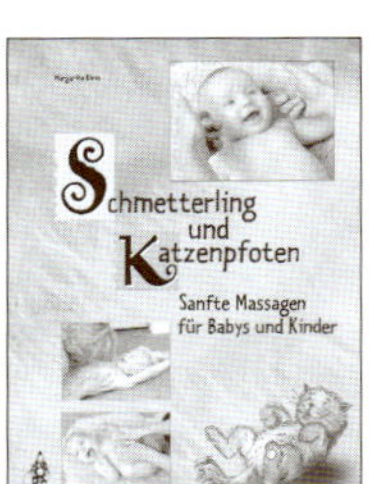

Margarita Klein
Schmetterling und Katzenpfoten
Sanfte Massagen für Babys und Kinder

ISBN: 3-931902-38-2

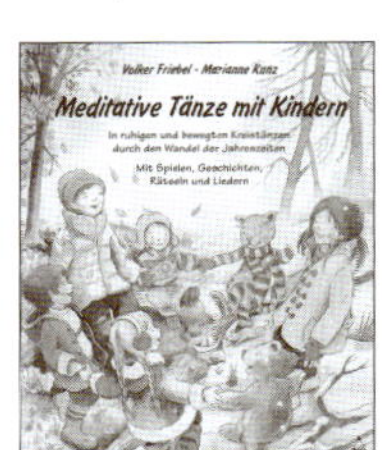

V. Friebel, M. Kunz
Meditative Tänze mit Kindern
In ruhigen und bewegten Kreistänzen durch den Wandel der Jahreszeiten

ISBN (Buch inkl. CD): 3-931902-52-8

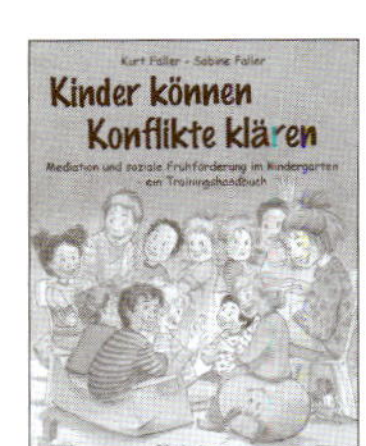

K. + S. Faller
Kinder können Konflikte klären
Mediation und soziale Früherziehung im Kindergarten - ein Trainingshandbuch

ISBN: 3-936286-03-5

Der Fachverlag für gruppen- und spielpädagogische Materialien

Bewegungsspiele, Brettspiele, Kooperative Spiele, Spiele in Gruppen, Lernspiele

Ökotopia Verlag und Versand

Fordern Sie unser kostenloses Programm an:

Ökotopia Verlag

Hafenweg 26a · D-48155 Münster
Tel.: (02 51) 48 19 80 · Fax: 4 81 98 29
E-Mail: info@oekotopia-verlag.de

Besuchen Sie unsere Homepage! Genießen Sie dort unsere Hörproben!

http://www.oekotopia-verlag.de und www.weltmusik-fuer-kinder.de

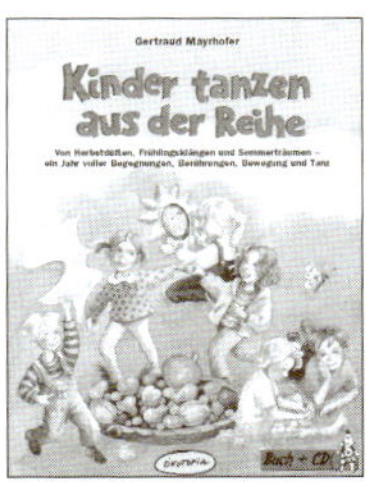

Gertraud Mayrhofer

Kinder tanzen aus der Reihe

Von Herbstdüften, Frühlingsklängen und Sommerträumen – ein Jahr voller Begegnungen, Berührungen, Bewegung und Tanz

ISBN (Buch inkl. CD): 3-936286-45-0

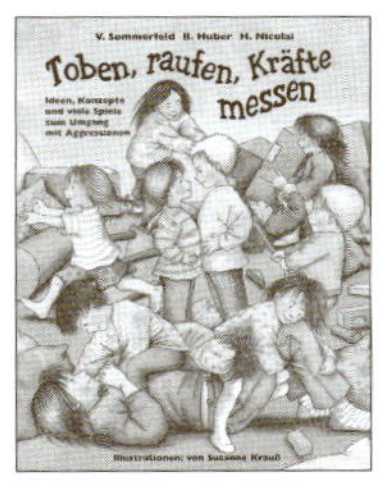

Barbara Huber, Heidi Nicolai

Toben, Raufen, Kräfte messen

Ideen, Konzepte und viele Spiele zum Umgang mit Aggressionen

ISBN: 3-931902-41-2

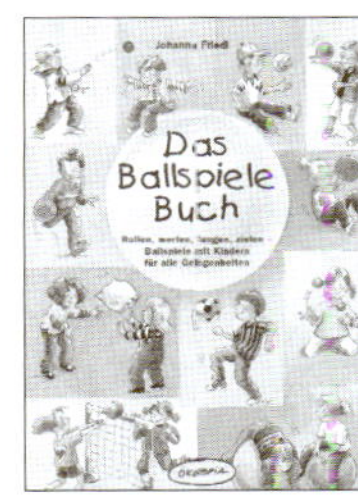

Johanna Friedl

Das Ballspiele-Buch

Rollen, werfen, fangen, zielen - Ballspiele mit Kindern für alle Gelegenheiten

ISBN: 3-936286-63-9

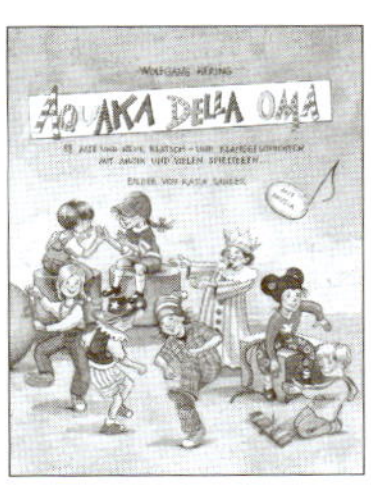

Wolfgang Hering

AQUAKA DELLA OMA

88 alte und neue Klatsch- und Klanggeschichten mit Musik und vielen Spielideen

ISBN (Buch): 3-931902-30-7
ISBN (CD): 3-931902-31-5

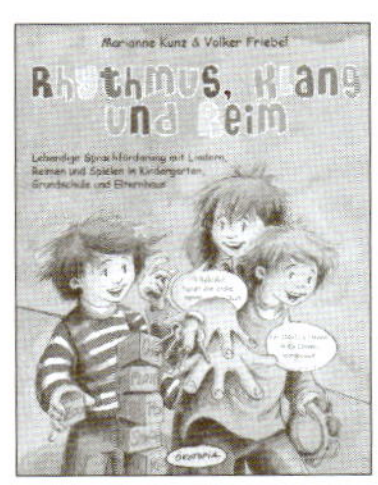

Volker Friebel, Marianne Kunz

Rhythmus, Klang und Reim

Lebendige Sprachförderung mit Liedern, Reimen und Spielen in Kindergarten, Grundschule und Elternhaus

ISBN (Buch): 3-936286-61-2
ISBN (CD): 3-936286-62-0

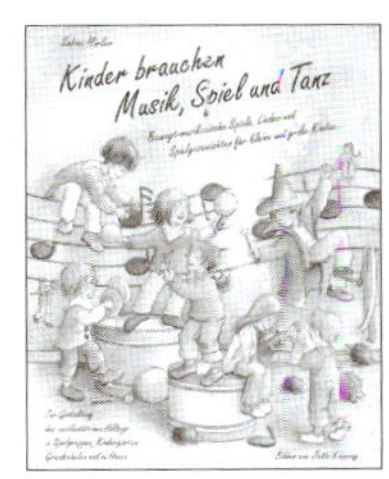

Sabine Hirler

Kinder brauchen Musik, Spiel und Tanz

Bewegt-musikalische Spiele, Lieder und Spielgeschichten für kleine und große Kinder

ISBN (Buch): 3-931902-28-5
ISBN (CD): 3-931902-29-3

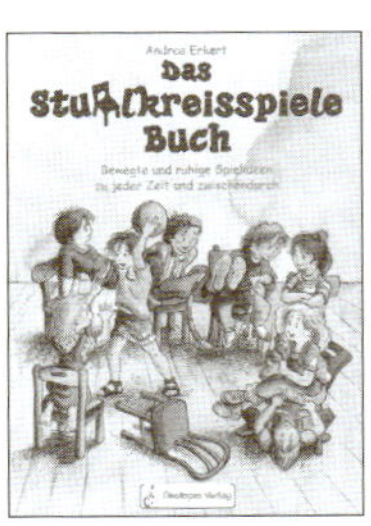

Andrea Erkert

Das Stuhlkreisspiele-Buch

Bewegte und ruhige Spielideen zu jeder Zeit und zwischendurch

ISBN: 3-936286-26-4

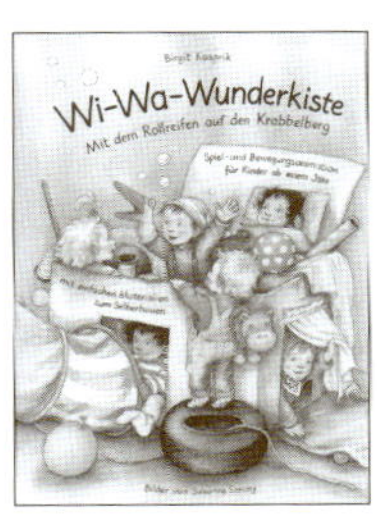

Birgit Kasprik

Wi-Wa-Wunderkiste

Mit dem Rollreifen auf den Krabbelberg - Spiel- und Bewegungsanimation für Kinder ab einem Jahr

ISBN: 3-925169-85-7

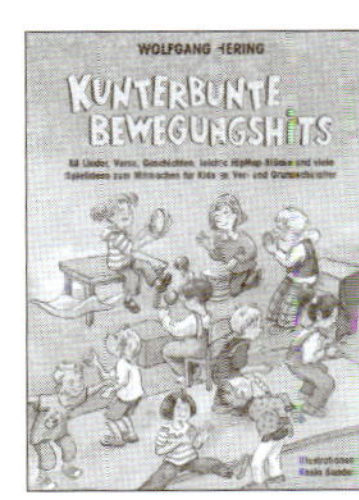

Wolfgang Hering

Kunterbunte Bewegungshits

88 Lieder, Verse, Geschichten, leichte Hip-Hop-Stücke und viele Spielideen zum Mitmachen für Kids im Vor- und Grundschulalter

ISBN (Buch): 3-931902-90-0
ISBN (CD): 3-931902-91-9
ISBN (Playback-CD): 3-931902-95-1

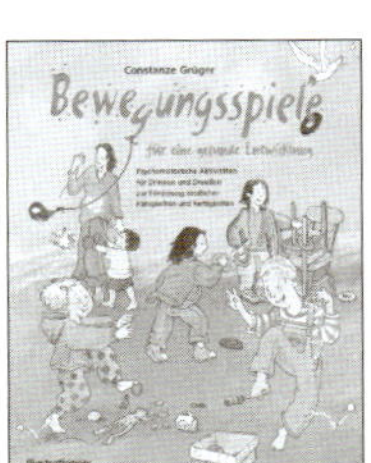

Constanze Grüger

Bewegungsspiele für eine gesunde Entwicklung

Psychomotorische Aktivitäten für Drinnen und Draußen zur Förderung kindlicher Fähigkeiten

ISBN: 3-936286-00-0

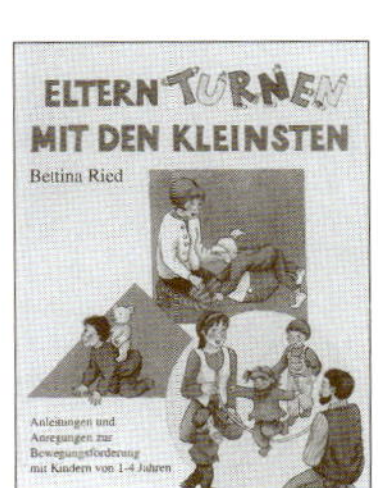

Bettina Ried

Eltern turnen mit den Kleinsten

Anleitungen und Anregungen zur Bewegungsförderung von Kindern von 1-4 Jahren

ISBN: 3-925169-89-X

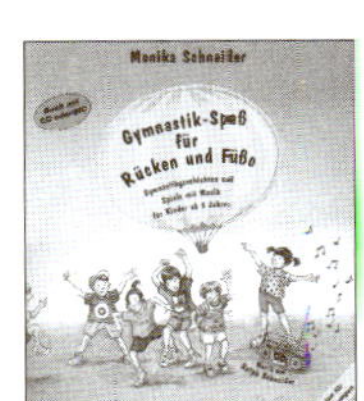

Monika Schneider

Gymnastik-Spaß für Rücken und Füße

Gymnastikgeschichten und Spiele mit Musik für Kinder ab 5 Jahren

ISBN (Buch inkl. CD): 3-931902-03-X
ISBN (Buch inkl. MC): 3-931902-04-8